Helga Vollmer

Gesund und fit durch Enzyme

Danken möchte ich allen, die mir mit Erfahrung, Wissen, Unterlagen geholfen und mit großer Geduld meine Fragen beantwortet haben.
Danken möchte ich auch meinem langjährigen Buchagenten Reinhold G. Stecher, der einem stets mit Rat und Tat zur Seite steht.

Helga Vollmer, M. A.

Helga Vollmer

Gesund und fit durch Enzyme

- Bei welchen Krankheiten sie optimal wirken
- So stärken sie Ihr Immunsystem
- Gut versorgt durch den Tag

Haug

Bibliografische Information der Deutschen Bibliothek
Die Deutsche Bibliothek verzeichnet diese Publikation in der Deutschen Nationalbibliografie; detaillierte bibliografische Daten sind im Internet über http://dnb.ddb.de abrufbar

Programmplanung: Dr. Elvira Weißmann-Orzlowski
Bearbeitung: Susanne Arnold
Umschlaggestaltung: Cyclus · Visuelle Kommunikation, Stuttgart
Umschlagfotos: Jump (vorn), Mauritius (hinten)
Abbildungen Innenteil: Mucos Pharma
Satz: IPa Verlag, Vaihingen/Enz
Druck und Verarbeitung: Westermann Druck Zwickau GmbH

ISBN 3-8304-2166-4 1 2 3 4 5

Inhalt

Einleitung 7

Enzyme – jahrhundertealte Erfahrungsmedizin neu entdeckt 10
Das erste Enzym bekommt einen Namen 11
Erste Experimente mit Enzymen 12
Ein kleiner Mann entdeckt Großartiges 13
Was die Urahnen Verblüffendes über Enzyme wussten 18

Wie Enzyme aussehen und wie sie wirken 21
Enzyme als Biokatalysatoren 21
Enzyme als Spezialisten an den Zellen 22
Der Schlüssel und sein Schloss 23
Die Co-Enzyme 25
Was geschieht, wenn ein bestimmtes Enzym fehlt? 26
Wann wirken Enzyme optimal und wann nicht? 26
Wie unterscheidet man Enzyme? 29
Wie man Enzyme sinnvoll einsetzt 30
Was bedeutet „Systemische Enzymtherapie“? 31
Welche Enzyme beinhaltet eine „Systemische Enzymtherapie“? 33
Wer auf eine Enzymtherapie verzichten sollte 35
Machen Enzyme schlank? 35

Überleben dank Immunsystem 37
Wie setzt sich das Immunsystem zusammen? 37
Wenn das Immunsystem verrückt spielt 41
Was sind Autoimmunerkrankungen? 42
Immunkomplex ist nicht gleich Immunkomplex 43
Enzyme bauen krankmachende Immunkomplexe ab 44

Enzyme bekämpfen Viren 46
Was ist ein Virus? 46
Der endlose Kampf Mensch gegen Schnupfen 48
Was sind Retroviren? 49
Verursachen Viren Autoimmunerkrankungen? 51
Wie bekämpfen Enzyme die Viren? 52

Wenn schlafende Viren plötzlich erwachen ... 53
Einmal Herpes – immer Herpes: Herpes-simplex Viren 1 und 2 ... 53
Enzyme helfen bei Gürtelrose so gut wie ein Virostatikum ... 55
Das chronische Müdigkeitssyndrom – keine Modeerscheinung ... 57
Hydrolytische Enzyme unterstützen die Therapie der HIV-Erkrankung ... 59

Enzyme helfen bei Multipler Sklerose ... 61
Die Behandlung der Multiplen Sklerose ... 63

Enzyme helfen bei Rheuma-Problemen ... 65
Rheuma hat viele Gesichter ... 65
Die rheumatoide und die reaktive Arthritis ... 67
Wie helfen Enzyme bei rheumatoider Arthritis? ... 72
Was bei Rheuma noch zu tun ist ... 73
Weitere Erkrankungen mit Gelenkentzündungen ... 74
Morbus Reiter ... 74
Morbus Bechterew ... 74
Psoriasis ... 75
Enzyme als Therapeutika bei Arthrosen ... 76
Enzyme zur Behandlung v. Muskel- und Weichteilrheumatismus ... 79
Weitere Maßnahmen bei Weichteilrheumatismus ... 79

Enzyme machen Sportler fit ... 81
Mit Enzymen heilen Verletzungen schneller ... 82
Enzyme verkürzen die Rekonvaleszenz ... 83
Enzyme sind keine Analgetika, lindern aber trotzdem Schmerzen ... 87

Enzyme bei Gefäßerkrankungen: Damit das Blut wieder fließt ... 89
Aufbau und Funktion der Gefäße ... 89
So helfen Enzyme bei Arteriosklerose ... 91

Enzyme – Hilfe ohne Nebenwirkungen bei Venenleiden ... 92
Die Schwangerschaftsvarikose ... 94

Enzyme als AntiAging-Therapie? ... 97
Nur für Frauen: Enzyme lösen Verknotungen in der Brust ... 98

Zum Schluss der Entschluss: Enzyme, Enzyme, Enzyme 100

Weiterführende Literatur ... 103

Einleitung

Fitter durch Enzyme? Und gesünder? Stimmt das tatsächlich? Ist das möglich? Ja und nochmals ja! Ohne Enzyme gäbe es kein Leben. Oder umgekehrt: Wo Leben ist, gibt es Enzyme. Nicht ohne Grund werden Enzyme „Bausteine des Lebens" genannt: Wir Menschen leben mit und durch Enzyme, aber auch Pflanzen und Tiere. Für alle Vorgänge des Lebens sind Enzyme verantwortlich, steuern und erhalten sie. Sie sind die Power im Leben, ohne Enzyme läuft absolut nichts im Körper. Doch was sind Enzyme? Die wenigsten können sich darunter etwas vorstellen, obwohl der Mensch seit jeher die Fähigkeiten von Enzymen nutzt. Laut Bibel (2. Buch der Könige, 20. Kap., 7. Vers) befahl Jesaja: „Bringt ein Feigenblatt her!" Warum? Jesaja wusste aus Erfahrung: Feigenblätter lassen Geschwüre abheilen. Heute kennt man die wissenschaftliche Erklärung: Die heilende Kraft steckt in einem Enzym namens Ficin.

Kuei, die Rinde des Zimtbaumes, war bereits vor Jahrtausenden für die Chinesen nicht nur ein aromatischer Reizstoff, sondern ihre Ärzte verordneten sie für Magen und Verdauung. Gepresster Ingwer wiederum galt als Anregungsmittel für Magen und Herz, der Extrakt der Kesso-Wurzel als wirkungsvolles Beruhigungs- und Schlafmittel und die Konzentrate aus der Wurzelrinde des Granatapfelbaumes setzten sie wegen ihrer Bitterstoffe zur Behandlung von „Wurmkrankheiten in den Eingeweiden" ein. Inder dagegen bedienten sich beispielsweise der Extrakte aus dem Niembaum (Azadirachta indica), auch „Indischen Flieder" genannt. Die Bitterstoffe aus den Früchten, der Rinde, den Blättern oder den Samen dieses tropischen Baumes halfen bei Pilzerkrankungen, gegen Malariaerreger, Viren und bestimmtes Ungeziefer. Erst vor kurzem wurde dieses Wissen „modernisiert" und daraus ein „natürliches" Mittel gegen Hausstaubmilben-Allergie entwickelt.

Enzyme werden vom Körper ständig selbst hergestellt

Viele „Geheimnisse" sind den Enzymen inzwischen entlockt worden. Richtig in Schwung kam die Enzymforschung allerdings erst im letzten Jahrhundert. Inzwischen haben die Wissenschaftler rund 3000 Enzyme allein im menschlichen Körper identifiziert, doch vermutlich wirken darin an die 20.000 verschiedene Enzyme.

Enzyme sind Substanzen, die sich der Körper ständig selbst herstellt, weil er sie für jeden biologischen Prozess braucht. Bereits an den unterschiedlichsten Stoffwechselvorgängen beteiligen sich jede Sekunde Tausende dieser winzigen Helfer: Die einen knipsen den Stoffwechselprozess an, andere halten ihn in Schwung und wieder andere setzen währenddessen schon den nächsten in Gang. Einer von ihnen kann sogar die unvorstellbare Zahl von 36 Millionen Reaktionen in nur einer Minute „anschalten"! Dabei muss jedes Enzym nur eine bestimmte Aufgabe erfüllen und mischt sich nicht in „fremde" Vorgänge ein.

So wird verhindert, dass „viele Köche den Brei verderben", dass im Zusammenspiel und Kontrollsystem etwas schief laufen könnte.

Doch nicht nur den Stoffwechsel halten die Enzyme in Schwung, sie schützen beispielsweise den Organismus vor Krankheitserregern, vor dem Verbluten, vor dem Verhungern, sie helfen Bakterien und Viren abzuwehren, das Immunsystem (wieder) aufzubauen, Verletzungen heilen zu lassen, Krankheitserreger abzuwimmeln, die Selbstheilungskräfte des Körpers zu mobilisieren und vieles, vieles mehr. Dabei sind natürlich nicht sämtliche Enzyme gleichzeitig und ununterbrochen in Aktion. Viele Enzyme kreisen in der „Warteschleife" – um blitzschnell an der richtigen Stelle zu „landen", exakt dort, wo sie gebraucht werden.

Die Voraussetzung für die Gesundheit eines Menschen – und natürlich sein Leben – ist jedoch, dass die Enzyme in ausreichender Menge optimal funktionieren. Für einen gesunden Menschen stellt dies kein Problem dar.

Ist die Gesundheit jedoch gefährdet, sein Organismus stark belastet und das Immunsystem angegriffen, und kommen womöglich der schädliche Einfluss Freier Radikaler oder oxidativer Stress hinzu, die bekanntlich bestimmte Enzyme deaktivieren, benötigt er möglichst viele aktive Enzyme für die „Abwehrschlacht", notfalls zugeführt von außen.

Enzyme mobilisieren die Abwehr gegen Krankheiten

Fast jede Erkrankung ruft Entzündungserscheinungen hervor, oft unbemerkt, örtlich begrenzt und nicht von Bakterien ausgelöst. Auch hier helfen Enzyme, unterstützen den Kampf gegen diese Entzündung, lassen sie besser und schneller abheilen, bauen Abwehrkräfte auf. Wer also seinen Körper mit Enzymen unterstützt, erhöht die Schlagkraft des Immunsystems, der Körper kann sich von vornherein besser gegen Krankheiten wehren.

Dass Enzyme auch schöner machen, wussten bereits die Ureinwohner der Karibikinsel Guadeloupe: Schon vor über hunderten von Jahren pflegten die Frauen dort ihren Teint mit einer Breimaske aus Ananasstengeln. Warum die Haut danach frischer, glatter und besser durchblutet ist, hat die moderne Biochemie entschlüsselt. In der Ananaspflanze steckt das Enzym Bromelain. Es löst trockene Hautschüppchen im Eilverfahren und öffnet verstopfte Poren. Eingenommen aber löst es den Schleim in Bronchien und Nebenhöhlen und ist damit eines der wirkungsvollsten Mittel gegen Erkältungskrankheiten. Eine Zufuhr von Enzymen, beispielsweise von Bromelain oder dem Gemisch ausgewählter Enzyme, helfen in „Schnupfenzeiten" dem Abwehrsystem, sein Gleichgewicht wieder herzustellen.

Natürlich altert der Organismus im Laufe der Jahre und stellt womöglich nicht mehr genügend funktionsfähige Enzyme her. Eine Hilfe zur Selbsthilfe ist die Substitution von Enzymen: Enzyme, die der Organismus nicht mehr oder nicht in genügend großer Menge zu produzieren vermag, werden per Enzymtherapie zugeführt. Wie wissenschaftliche Untersuchungen zeigen, erhöht die Einnahme von Enzymen die Abwehrkraft des Immunsystems, der Organismus kann besser mit Krankheiten fertig werden und der Körper wird insgesamt gestärkt.

Enzyme können also auch prophylaktisch genommen werden, um sich gegen bestimmte „Gefahren" von vornherein zu schützen. Das dürfte besonders für diejenigen interessant sein, die beispielsweise immer wieder von Herpes geplagt werden: Prompt beginnt er in einer Stresssituation zu „blühen"; oder für Sportler mit einem hohen Verletzungsrisiko wie Boxer, Judokämpfer, Ringer, Fußballer oder Hockeyspieler, um nur einige zu nennen. Hier stärken Enzyme vorsorglich die Immunabwehr und mobilisieren Heilungskräfte: Kommt es dennoch zu Verletzungen oder Prellungen, dann heilen sie mit der Hilfe von zusätzlichen Enzymen wesentlich schneller ab.

Enzyme aktivieren die Selbstheilungskräfte

Enzyme sind Spezialisten. Sie kurbeln jeweils nur ganz bestimmte Reaktionen an. Deswegen können diese hochempfindlichen natürlichen Substanzen heute ganz gezielt eingesetzt werden. Im Gegensatz zu chemisch hergestellten Medikamenten unterdrücken sie nicht – was sehr wichtig ist! – Reaktionen des Körpers, sondern unterstützen Prozesse, wie sie im gesunden Organismus auf natürliche Art ablaufen (würden). Sie aktivieren und mobilisieren „nur" die Selbstheilungskräfte, ohne unerwünschte Nebenwirkungen auszulösen.

Enzyme werden in den Medien immer wieder propagiert – als „Kur" für Schönheit, Gesundheit, Fitness und vor allem zum Schlankwerden. Mögen Sinn und Form dieser „Kuren" einmal dahingestellt bleiben, eines ist sicher: Enzyme machen **nicht** schlank! Es sei denn, man nimmt ausschließlich Enzym-Pillen zu sich – was Unsinn wäre. Jedoch ist eines ganz sicher – bei richtigem Einsatz und Umgang: Mit Enzymen kann man fabelhaft gesund und fit bleiben!

Enzyme – Jahrhunderte an Erfahrungsmedizin neu entdeckt

Wer macht sich normalerweise Gedanken darüber, warum sich ein Stoff in einen anderen verwandeln kann? Warum und wie Teig zu Brot, wie Eier mit Öl zu Mayonnaise, wie Milch zu Rahm, Käse, Quark oder Joghurt wird? Oder wieso beispielsweise aus Früchten Mus werden kann und sie ab einer bestimmten Reife zu gären oder zu faulen anfangen? Was passiert bei alkoholischen Getränken, wie und warum können sich Trauben, Getreide, Obst oder Beeren in eine Flüssigkeit verwandeln, die uns fröhlich, ja sogar beschwipst und verrückt, aber auch müde und benommen machen kann? Solche Prozesse, als Gärung oder Fermentation bekannt, nutzten schon die Menschen in grauer Vorzeit.

„Ferment"? Assoziiert man diese Bezeichnung nicht mit der wiederkäuenden Kuh, der Käseherstellung oder mit Kreuzworträtseln? Wenn bei letzterem nach einem „tierischen Ferment" mit drei Buchstaben (Lab) gefragt wird, erinnert das an die Schule, wo man lernte, dass ein Rindvieh eigentlich zwei Magentrakte und vier Mägen besitzt. Im Pansen wird das Gras gelagert und „vorverdaut", dann geht es zum Wiederkäuen ins Maul zurück und landet schließlich im eigentlichen Magentrakt, wo es mit Hilfe des Enzyms Lab verdaut wird. Wie verhält sich das beim Menschen und mit dem, was er isst? Die Vorfahren glaubten noch, dass der Magen die Nahrung mechanisch zerkleinere. Doch *René Antoine Ferchault de Réaumur* (1683–1757), ein französischer Physiker und Naturforscher, aber auch *Lazzaro Spallanzani* (1729–1799), ein italienischer Jesuitenpater und Naturforscher, bewiesen, dass die Verdauung weder ein rein mechanischer noch ein Zersetzungsprozess ist. So demonstrierte Réaumur, berühmt durch die nach ihm benannte Temperaturskala, die fleischauflösende Wirkung des Magensafts. Auf seine Erkenntnisse bauend, führte Spallanzani, einer der exzellentesten Wissenschaftler aller Zeiten, Versuche an Raubvögeln durch: Er ließ Bussarde eine durchlöcherte Metallkapsel mit einem Fleischstück im Inneren schlucken. Kurze Zeit darauf würgten die Vögel die unversehrte Metallkapsel wieder hervor – das Fleisch war verschwunden. Spallanzani war überzeugt, einzig der Salzsäureanteil des Magensaftes würde das Fleisch zersetzen. Seine Erkenntnisse wurden überraschend schnell publik. Bereits zwei Jahre später erschien in Leipzig ein Buch in deutscher Sprache mit dem Titel: „Herrn Abt Spallanzani's Versuche über das Verdauungs-Geschäfte des Menschen und verschiedener Tierarten; nebst einigen Bemerkungen des Herrn Senebier."

Das erste Enzym bekommt einen Namen

Jean Senebier (1742–1809), ein jüngerer Freund von Spallanzani, zog aus dessen Erkenntnissen Konsequenzen und strich tierischen Magensaft auf die schlecht heilenden Wunden und offenen Beingeschwüre einiger Patienten. Mit großem Erfolg: Das wuchernde und entzündete Gewebe löste sich auf und der Heilungsprozess setzte ein. Senebier war zwar nicht der Erste, der eiweißauflösende, so genannte „proteolytische" Enzyme verwendete, wohl aber der erste Therapeut, der zumindest eine Vermutung hatte, warum er Magensaft zur Heilung einsetzte. Seine Art der Therapie (Proteasenkegelbehandlung) wird noch heute bei der Behandlung offener Beingeschwüre (Ulcus cruris) praktiziert.

Erst 1836, also fast hundert Jahre nach den Versuchen von Réaumur, schrieb der Histologe *Theodor Schwann* (1809–1885), der Magensaft enthalte ein „Ferment", welches Fleisch auflöst. Da der Magensaft auch Salzsäure beinhaltet, hatte man bis dahin angenommen, dass diese das Eiweiß in der Nahrung spalte. Schwann nannte sein Enzym „Pepsin". Er entwickelte zudem die berühmte „Zelltheorie", der zufolge alle lebenden Gewebe aus Zellen zusammengesetzt sind. Ihm und seinem Botaniker-Freund *Mathias Schleiden* unterlief damals jedoch ein entscheidender Fehler: Die beiden glaubten, dass Zellen aus einer amorphen Proteinmasse (Blastem) entstehen. Dass Zellen sich jedoch ausschließlich aus Zellen entwickeln, zeigten erst *Hugo von Mohl, Robert Remark, John Goodsir* und vor allem im Jahre 1854 *Rudolf Virchow* (1821–1902). In seiner „Cellularpathologie" wies Virchow nach, dass die Zelle die letzte Einheit pathologischer Störungen wie auch des normalen Lebens ist: Jede Zelle ist das Produkt einer anderen Zelle – eine Erkenntnis, die für die weitere Forschung in Biologie und Medizin von großer Bedeutung war. Doch wer veranlasst die Entstehung einer Zelle aus einer anderen? Dem eigentlichen „Geheimnis des Lebens" kam schließlich der Berliner Chemiker *Moritz Traube* (1818–1876) auf die Spur. Er vermutete, dass es für alle Stoffwechselleistungen in lebenden Organismen Substanzen geben müsse, die diese chemischen Umwandlungen ermöglichen, steuern und beschleunigen. Nun verstand man endlich auch die Aussage des schwedischen Chemikers und Naturwissenschaftlers *Jöns Jakob Freiherr von Berzelius* (1779–1848), der 1836 den Begriff des „Katalysators" eingeführt hatte: „Wir bekommen begründeten Anlass zu vermuten, dass in den lebenden Pflanzen und Tieren tausende von katalytischen Prozessen zwischen Geweben und Flüssigkeiten vor sich gehen und die Menge ungleichartiger Zersetzungen hervorbringen, die wir künftig vielleicht in der katalytischen Kraft des organischen Gewebes, woraus die Organe des lebenden Körpers bestehen, entdecken werden." Berzelius hatte damit das eigentliche Prinzip von Leben erkannt – und die Rolle der Enzyme als Katalysatoren: Bestimmte Stoffe, die der Organismus selbst erzeugt, ermöglichen oder beschleunigen chemische Umsetzungen zwischen verschiedenen Stoffen im lebenden Organismus, ohne sich dabei selbst dauerhaft zu verändern.

Auf dieser Erkenntnis beruhen letztlich alle Lebensvorgänge. Im Jahre 1983 bestätigte die „International Union of Biochemistry“ Berzelius' Annahme von „Tausenden von katalytischen Prozessen“. Die Enzymkommission hatte bis dahin rund 2500 Enzyme registriert. Heute sind es etwa 3000, doch sicherlich werden im Laufe der nächsten Jahre die Wirkweisen von vielen weiteren Enzymen erforscht werden.

Zurück zur Enzym-Entdeckung beim Magensaft: Schwann hatte also Pepsin isoliert, was der Arzt und Chemiker *Louis Pasteur* (1822–1895) nutzte. Er setzte die zur Gärung – Experten nannten die Gärung damals Fermentatio – verantwortlichen Biokatalysatoren zum ersten Mal als „Fermente“ ein. Bis dahin hatte man nämlich geglaubt, Gärung sei ein rein chemischer Vorgang. Pasteur wies jedoch eindeutig nach, dass eine Gärung das Werk verschiedener Mikroorganismen ist. Allerdings gebrauchte man die Pasteur'sche Bezeichnung bald nur noch für die innerhalb einer Zelle reagierenden Fermente.

Der naturwissenschaftliche Philosoph, Mediziner und Professor für Physiologie in Heidelberg, *Willy Kühne*, entdeckte im Pankreassaft ein Enzym, das er „Trypsin“ nannte. Außerdem gab er den auch außerhalb einer Zelle funktionsfähigen und das Eiweiß verändernden Biokatalysatoren – den „löslichen Fermenten“ – den Namen „Enzyme“. Das war 1878, und insofern ist diese Bezeichnung gar nicht neu. Offiziell wurde das nun folgende Durcheinander von „Ferment“ und „Enzym“ bereits 1897 beendet. Sozusagen amtlich legte man fest, künftig alle Biokatalysatoren als „Enzyme“ zu bezeichnen. Trotzdem werden bis heute verwirrenderweise die beiden Begriffe nebeneinander oder gar gegeneinander verwendet.

Erste Experimente mit Enzymen

Enzyme werden hauptsächlich in der Bauchspeicheldrüse produziert

Etwa um 1900 begann eine Phase, in der so genannte systemische Erkrankungen mit injizierbaren Enzymgemischen behandelt wurden. Initiator war der schottische Naturwissenschaftler, Arzt und Embryologe *John Beard*. Er schlachtete Lämmer, Ferkel und Kälber, um seinen als unheilbar geltenden Krebspatienten zu helfen. Den Tieren entnahm er die Bauchspeicheldrüse und die Magenschleimhaut, zerkleinerte sie, schwemmte diesen Brei aus und filtrierte die wässrige Lösung. Schon zu Beginn des 19. Jahrhunderts hatte ein amerikanischer Arzt in Philadelphia an Krebs erkrankte Patienten mit „Magensäften“ erfolgreich behandelt. Der eigentliche Wirkstoff war natürlich das eiweißspaltende Verdauungsenzym Pepsin. Beard dagegen spritzte den gewonnen Extrakt in die Venen oder in die Nähe von Tumoren. Da er sich als Embryologe zeitlebens mit den Vorgängen beschäftigt hatte, wie aus einem befruchteten Ei ein funktionierender Organismus entstehen kann, stand für ihn fest: Jedes Wachstum und jede weitere Entwicklung des Lebens musste mit dem Wirken von Enzymen verbunden sein.

Wenn man damals noch nicht viel über Enzyme wusste, so doch, dass sie hauptsächlich in der Bauchspeicheldrüse produziert werden. Daraus folgerte Beard: Gerät so ein Wachstumsprozess außer Kontrolle, wie das bei Tumoren der Fall ist, dann könnte die Ursache an einem Mangel der notwendigen Enzyme liegen. Die potentesten Enzyme, so folgerte er, müssten daher in jungen Organismen vorhanden sein. Beards Methode war nicht immer erfolgreich. Damals gab es noch keine Möglichkeit, diese körpereigenen Enzyme rein zu gewinnen. So enthielten Beards Extrakte Fremdeiweiß und wirkten deswegen nicht bei allen Patienten: Manche erlitten allergische Reaktionen, einige sogar einen allergischen Schock.

Ein kleiner Mann entdeckt Großartiges

Die moderne Enzym-Therapie beginnt mit Professor Max Wolf.

„Körperlich war mit mir nicht viel los. Ich sah nicht gut aus, war nicht einmal mittelgroß, schwächlich und unbedeutend. Ich war knochig, hager, hatte eine lange, lange Nase, Sommersprossen und Aknepusteln im Gesicht. Ich war kurzsichtig, stotterte und konnte kaum einen Satz frei sprechen, wenn ich ihn nicht vorher in Gedanken formuliert hatte. Ich litt unter chronischer Verstopfung und chronischem Nebenhöhlenkatarrh, der jeden Morgen Heiserkeit verursachte. Ich war scheu, hatte keine Courage und wusste nicht, wie man sich in guter Gesellschaft benahm. Ich konnte nicht tanzen und benahm mich verlegen und einfältig in weiblicher Gesellschaft. Kein Mädchen drehte sich nach mir um. Meine Hauptschwächen lagen meiner Meinung nach aber im geistigen Gebiet. Ich war langsam im Lesen, Lernen und Begreifen. Manchmal musste ich einen Satz dreimal lesen, ehe ich ihn verstand. Vor allem aber besaß ich im Vergleich zu anderen ein miserables Gedächtnis, um ein Gedicht zu lernen, brauchte ich Stunden."

So vernichtend beschrieb sich Wolf (1885–1976), ein Wiener Ingenieur und Kunstmaler, den es zu Beginn des Ersten Weltkrieges infolge der politischen Wirren in die USA verschlagen hatte. Alles änderte sich, als er dort Medizin studierte und innerhalb kurzer Zeit zum Prominenten-Arzt in der Weltstadt New York avancierte. Zu seinen Patienten zählten die Roosevelts und die Kennedys, der gefürchtete FBI-Chef Edgar Hoover, Schauspielerinnen wie Gloria Swanson, Mary Pickford, Marlene Dietrich, Greta Garbo und Marilyn Monroe, die Barrimores, Rudolfo Valentino und Charlie Chaplin, der Maler Pablo Picasso, die Schriftsteller Aldous Huxley und Somerset Maugham sowie der Dirigent Arturo Toscanini und andere Berühmtheiten. Max Wolf errang bald den Ruf eines

Wunderheilers und verdiente entsprechend. Sein Geld investierte er, der nicht nur ein praktischer Arzt war, sondern auch ein leidenschaftlicher Forscher, in die Entwicklung einer neuen Therapie: die Behandlung mit Enzymen. Als junger Arzt hatte er auf dem Gebiet der Endokrinologie (Erforschung der Hormone) Pionierarbeit geleistet. Doch je länger er Patienten behandelte, je mehr er die Schmerzen und Ängste seiner Patienten kennenlernte und je älter er selbst wurde, desto mehr interessierte er sich für die Gerontologie und die Geriatrie, die Lehre von den Vorgängen des Alterns sowie die Vorbeugung und Behandlung von Krankheiten des Alters. Vor allem wollte er herausfinden, ob sich der Alterungsprozess des Menschen steuern, verlangsamen oder sogar stoppen ließ. Insofern könnte man ihn als Pionier der AntiAging-Medizin bezeichnen, die derzeit im Trend liegt. Wolf war – im Gegensatz zu vielen Ärzten heute – mehr an Realität und Praxis als an Laborwerten interessiert: Er sammelte Patienten um sich, die alle schon über 75 Jahre alt waren und gründete mit ihnen den „Century Club“ mit dem Ziel, möglichst lange zu leben und am besten hundert Jahre alt zu werden. Dazu musste sich jedes Mitglied an eine bestimmte Lebensweise und Diät halten – mit dem Rauchen aufhören, Übergewicht bekämpfen, für guten und ausreichenden Schlaf sorgen, die Verdauung regulieren – und sich einmal pro Jahr durchchecken lassen. Auflagen, die nun, bald ein Jahrhundert später, als AntiAging-Therapie empfohlen werden.

„Das frühzeitige Altern“, resümierte Wolf, „mit all seinen Folgen ist im Wesentlichen auf einen Mangel an Enzymen zurückzuführen.“ Um einer Arterienverkalkung vorzubeugen, nahmen seine Testpersonen regelmäßig ein von ihm zusammengestelltes Enzymgemisch ein. Wolf hoffte, mit den Enzymen ein Universalpräparat entdeckt zu haben, das nicht nur gegen Arteriosklerose und Krebs wirkte, sondern auch gegen zahlreiche andere Krankheiten. Gleichzeitig betonte er, dass der eigentliche Arzt die Natur selbst sei, das körpereigene Immunsystem. Damit heile der Kranke sich quasi selbst. Der Arzt könne im besten Fall nichts anderes tun, als die Selbstheilungskräfte seines Patienten anzuregen. Mit Hilfe eines Freundes und Patienten, des damaligen US-Außenministers *John Forster Dulles,* gründete Wolf 1950 ein der Columbia Universität angeschlossenes Forschungsinstitut. Ziel des Biological Research Institute war die Grundlagenforschung in den Bereichen

- Erschließung neuer Nahrungsquellen sowie Proteingewinnung und -veredelung durch pflanzliche und tierische Einzeller,
- Arteriosklerose und deren Vermeidung durch prophylaktische Maßnahmen,
- die Beeinflussung des Krebswachstums mit Hilfe von Enzymen und die Entwicklung entsprechender medikamentös einsetzbarer Präparate.

Einer der wichtigsten Mitarbeiter Wolfs damals war *Helene Benitez*, eine bekannte Zellbiologin.

Die Idee zur Erforschung von Enzymen bekam Wolf ursprünglich von Professor *Ernst Freund*, dem Direktor der Krebsstation des Wiener Rudolfina-Spitals. Freund glaubte, im Serum von gesunden Menschen eine Substanz entdeckt zu haben, die Krebszellen bei Erkrankten zu erkennen und aufzulösen möglich mache. Er nannte diesen Stoff „Normalsubstanz". Wolf stellte fest, dass diese „Normalsubstanz" hauptsächlich aus proteolytischen (eiweißlöslichen) Enzymen bestand. Er fand außerdem heraus, dass die Gabe solcher Enzyme zum Blut krebskranker Patienten dessen Fähigkeit, Tumorzellen zu zerstören, wiederherstellte. Durch eine Kombination von ausgesuchten eiweißspaltenden Enzymen pflanzlicher und tierischer Herkunft konnte er diesen Effekt erheblich verbessern. In den fünfziger Jahren schließlich entstand mit Hilfe von Helene Benitez ein Enzymgemisch, das den optimal größten zytologischen Effekt aufwies. Nach den ersten beiden Buchstaben der Namen Wolf und Benitez wurden diese Enzymkombinationen „WoBe" genannt, wobei die ersten Gemische neben hydrolytischen Enzymen auch nicht-enzymatische Wirkstoffe wie Thymusdrüsenextrakte, Rutin oder Vitamine enthielten.

Unzählige Experimente im Labor zeigten, dass WoBe zwar Tumore und kranke oder tote Zellen auflöste, gesunde Zellen aber nicht einmal bei höchster Dosierung angriff. Tierexperimente hatten zudem ergeben, dass WoBe auch der Arterienverkalkung entgegenwirkte, indem es die Fließeigenschaften des Blutes verbesserte. Wolf machte jedoch nicht nur Experimente an Tieren, sondern erprobte das WoBe-Gemisch an sich selbst, an seinem durch einen Kranzaderverschluss in Mitleidenschaft gezogenen Herzen – mit Erfolg. Bei sich sowie bei anderen Patienten konnte er feststellen, dass durch die Einnahme von WoBe die Fettwerte (Lipide) im Blutserum in den ersten sechzig Minuten zunächst zwar anstiegen (vermutlich aufgrund der Fettanlagerungen in den Plaques von Arterien, die durch die Enzyme abgeschwemmt wurden), aber nach drei bis fünf Stunden auffallend stark sanken.

Cholesterinablagerungen und Arteriosklerose sind ernstzunehmende Risikofaktoren für Infarkt und Schlaganfall

Das Problem der Cholesterinablagerungen und Arteriosklerose als Risikofaktoren für Infarkt und Schlaganfall ist also keine „Modeerscheinung" der letzten Jahrzehnte, sondern heutzutage ein größeres Problem denn je. Immerhin sterben fast die Hälfte der Menschen in den Industrienationen – viel zu früh – an den Folgen einer Arteriosklerose. Amerikanische Untersuchungen an menschlichen Organen haben ergeben, dass wir eigentlich 115 bis 120 Jahr alt werden könnten. Doch das Durchschnittsalter von Männern liegt um die 76 Jahre und das von Frauen bei etwa 81 bis 82 Jahren. Todesursache Nummer eins sind nicht Krebs-, sondern Herz-Kreislauf-Erkrankungen – auch bei Frauen, und zwar mit steigender Tendenz. Bereits Ende der vierziger und in den fünfziger Jahren warnte der Heidelberger Professor *Gotthard Schettler* vor einer zu hohen Aufnahme von gesättigten (tierischen) Fetten und Cholesterin durch die Nahrung, weil sich dadurch arteriosklerotische Plaques an den Arterienwänden anlagern und die Gefäße verstopfen, was zu koronaren Herzerkrankungen und schließlich zu Herzinfarkt und Schlaganfall führen kann. Damals belächelt, gilt Schettler heute als „Arteriosklerosepapst".

Max Wolf sagte seinerzeit in New York: „Man kann von diesen und anderen Beobachtungen schließen, dass bei systematischer, fortgesetzter WoBe-Therapie die Arteriosklerose erfolgreich verhindert, verlangsamt oder verbessert werden kann. Da diese pathologische Veränderung der Arterien in den Vereinigten Staaten und in den meisten zivilisierten Ländern der Hauptgrund aller Todesfälle ist, kommt es mir sehr wahrscheinlich vor, dass die Mortalität und Morbidität, bedingt durch Arteriosklerose, Herzattacken, Schrumpfnieren und dergleichen, wesentlich reduziert und für lange Zeit mit Hilfe von proteolytischen Enzymen verhindert wird. Nur wollen wir hoffen, dass dieses Arzneimittel in Zukunft so billig hergestellt werden kann, dass es der allgemeinen Bevölkerung leicht zugänglich sein wird."

Da Wolfs Institut als wissenschaftliche Einrichtung keine Gewinne machen durfte, die Nachfrage nach den WoBe-Präparaten aber immer größer wurde, beauftragte er die Wiener Firma Sanabo mit der Herstellung. 1959 wurde WoBe in Spanien als Medikament zugelassen, 1960 in Deutschland. 1970 wurde die WoBe-Enzymtherapie während des Krebskongresses in Houston/Texas den amerikanischen Ärzten vorgestellt. Führende Krebsspezialisten waren anschließend einhellig der Meinung, dass die Behandlung mit Enzymen einen erheblichen Fortschritt für die Krebstherapie darstelle. Insbesondere könne man durch regelmäßige Einnahme von WoBe das Risiko einer Metastasenbildung senken, die Nebenwirkungen der Chemo- und Strahlentherapie erheblich vermindern, das Wohlbefinden von Krebspatienten im fortgeschrittenen Stadium der Erkrankung deutlich verbessern und das Leben in einer lebenswerten Qualität entsprechend verlängern.

Bei einigen Krebsarten wie dem Bauchspeicheldrüsenkrebs, dem Pleurakarzinom (Krebs des Brustfells), dem carcitomatösen Ascites (Bauchwassersucht) und dem Melanom (Tumor der Haut) würden häufig völlige Rückbildungen und Heilungen erreicht. Von großem Vorteil sei dabei, dass WoBe in beinahe beliebig hoher Dosierung eingenommen werden könne, weil es für gesunde Zellen vollkommen ungefährlich und daher nicht toxisch sei.

Enzyme können die Nebenwirkungen der Krebstherapie lindern

Im Frühjahr 1959 lernte Wolf *Karl Ransberger* (1931–2001), Geschäftsführer der Münchner Firma Mucos kennen. Wolf gestattete, in der Münchner Firma Experimente mit Enzymen durchzuführen. Die Enzymforschung – das darf man nicht vergessen – war im Entstehen. Vor allem kannte man damals noch nicht die sicherste und wirkungsvollste Art der Anwendung. Eine orale (über den Mund) Aufnahme von Enzymen, wie sie heute hauptsächlich praktiziert wird, war nicht gebräuchlich. Wolfs Patienten bekamen die Enzymdosen entweder injiziert oder in Form eines Klistiers. Auch fand er heraus, dass eine Kombination aus mehreren Enzymen tierischen und pflanzlichen Ursprungs besser wirkte als nur eine einzige Enzymart. Er untersuchte tausende Mischungen und Konzentrationen, bis er eine optimale krebsfeindliche Mischung fand, das WoBe. Nach wie vor führen heute noch die Hersteller von Enzympräparaten Studien durch, um sicherzustellen, dass die Enzymtherapie keine Risiken birgt. Und nach wie vor glauben Experten, dass noch nicht das gesamte Wirkspektrum der hydrolytischen Enzyme bekannt ist.

1963 erteilte das Bundesgesundheitsamt in Deutschland die Zulassung für WoBe. Bis heute werden in Deutschland Tausende von Krebspatienten mit diesem Enzymgemisch behandelt, vor allem um die Nebenwirkungen bei der Strahlen- und Chemotherapie zu vermindern, aber auch zur zusätzlichen Prophylaxe in der Krebsnachbehandlung, um ein Wiederauftreten von Tumoren und Metastasen zu verhindern.

1975, im Alter von neunzig Jahren, schrieb Max Wolf: „Ich habe mich von der aktiven Praxis halb zurückgezogen und sehe neben meinen alten Patienten noch einige Geriatrie- und Krebsfälle ... Ich hatte ein paar gute Ideen, die vielleicht einen Segen und Fortschritt für viele Menschen in der Zukunft bringen könnten. Ich möchte natürlich länger leben und die lange Liste meiner unvollendeten Anfänge kürzen. Jedoch ist das nicht wichtig, bessere Leute als ich werden wohl weiter daran arbeiten. Die Entwicklung der Enzymtherapie betrachte ich als Schlussteil meines Lebensbogens – wie den Grabstein meiner Beiträge zur Gesellschaft."

Mit 91 Jahren erkrankte Max Wolf an Magenkrebs. In der Bonner Janker-Klinik, die seit Jahren auf Enzymtherapie spezialisiert war, überlegte man, Wolf zu operieren. Da der Tumor bereits sehr groß war und seinen Magen blockierte, hätte das möglicherweise sein Leben um einige Wochen verlängert. Wolf entschied sich für extrem hohe Dosen seiner Enzympräparate. Und tatsächlich, nach fünf Tagen war die Magen-Darm-Passage wieder offen. Wolf war zwar sehr geschwächt, konnte aber wieder aufstehen. Kurz darauf versagten seine Nieren. Wolf starb 1976 im Alter von 91 Jahren.

Bereits zu Lebzeiten von Max Wolf zeichneten sich viele Anwendungs- und Einsatzmöglich-

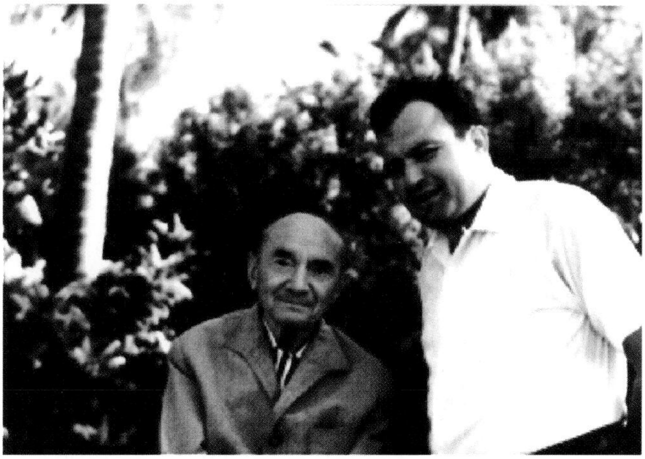

Professor Max Wolf und Karl Ransberger (1972).

keiten für Enzymgemische ab. Ihn selbst interessierte vor allem der Zusammenhang zwischen dem Alterungsprozess und der Versorgung mit Enzymen. Das zentrale Element bei den meisten Alterserkrankungen ist seiner Ansicht nach ein Enzymmangel oder die Störung des Gleichgewichts physiologischer Regelmechanismen im menschlichen Körper, die nur dann funktionieren können, wenn der Enzymhaushalt in Ordnung ist.

Doch Enzyme können viel mehr. Wolf war überzeugt, dass sein Enzymgemisch beispielsweise auch Viren bekämpfen könne. Allerdings glaubte er, die Enzyme würden das Virus direkt angreifen und auflösen. Doch der Mechanismus ist viel komplizierter und raffinierter. Recht hatte Wolf jedoch damit, dass Enzyme gegen von Viren ausgelöste Erkrankungen erfolgreich eingesetzt werden können. Ganz besonders eignen sich Enzyme als Therapeutika bei entzündlichen Erkrankungen, denn sie unterstützen das Immunsystem, den zentralen Abwehrmechanismus unseres Körpers. Sogar, wenn sich die Immunabwehr – was manchmal passiert – gegen den eigenen Organismus wendet, wie das bei den so genannten Autoimmunkrankheiten der Fall ist.

Was die Urahnen Verblüffendes über Enzyme wussten

Zurück in die Antike: Im alten Ägypten wurde Erdpech (Asphalt), ein schwarzes Mineral, wie eine Salbe oder Paste gegen Hautausschläge verwendet, Fischgalle und zerdrückte Kuhleber zur Behandlung von Augenentzündungen. Man wusste nicht genau, warum, doch aus Erfahrung, dass all diese Mittel gut wirkten. Heute kann man sich ihre Wirksamkeit erklären: In den pflanzlichen Extrakten wirken Enzyme, und in Leber und Galle beispielsweise bilden sich mit Hilfe von Enzymen Abwehrstoffe gegen Infektionen.

In medizinischer Hinsicht waren gerade die Ärzte am Nil ihrer Zeit sowieso weit voraus. Den „Schlamm des Bieres“ oder „Bodensatz des Bieres“ – wir kennen ihn als Hefe – verordneten altägyptische Ärzte ihren Patienten nicht nur bei Darmbeschwerden, sondern vor allem auch als Medikament gegen Hautgeschwüre oder äußerlich als Verband für Schwellungen und Geschwüre an den Beinen. Erst in unserer Zeit entdeckte die Vitaminforschung in den Hefen das Vitamin B, einen notwendigen Cofaktor für bestimmte Enzyme. Fest steht, dass in der Hefe auch antibiotische Stoffe stecken, die vor allem gegen die Erreger der Furunkulose wirken. Den Menschen früherer Zeiten war wichtig, dass dieser Bodensatz sowohl eingenommen als auch auf die Haut aufgetragen verblüffend gut half. Von „Enzymen“ hatten sie keine Ahnung.

Im altägyptischen Ort Kahun, der um 2200 v. Chr. erbaut worden war, fand der berühmte britische Archäologe Sir *Flinders-Petrie* 1898 einen Papyrus, der sich mit der Behandlung von Frauenleiden – Regelstörungen, Blutungen, Geschwülsten sowie Entzündungen der verschiedenen Unterleibsorgane und der Brust – befasste.

Schon seit Jahrtausenden wird mit Enzymen behandelt

„Akazienspitzen, fein zerrieben, mit Datteln und Honig auf einen Faserbausch gestrichen und tief in den Schoß gegeben“, lautete ein Rezept zur „Vorbeugung der Empfängnis“. Jahrhunderte später stellte sich heraus, dass Akazienspitzen eine Art Gummi enthalten, der sich beim Auflösen in wässrigen Flüssigkeiten zu Milchsäure wandelt. Seinerzeit wusste niemand über Milchsäure, geschweige denn über ihre Funktionen Bescheid, heute dagegen enthalten zahlreiche empfängnisverhütende Gelees Milchsäure! Was bewirkt die Umwandlung zur Milchsäure? Enzyme!

Der „Papyrus Smith“ – nach seinem Entdecker Edwin Smith benannt – stammt aus der Zeit zwischen 2500 und 2000 v. Chr. und dürfte eines der ersten Lehrbücher der Chirurgie sein. Sorgfältig hatten darin Ärzte aus dem Gebiet um Theben ihre Anweisungen aufgezeichnet, unterteilt nach Krankheitsbeschreibung, Diagnose, Prognose und Behandlungswegen. Damals ersetzten Leinenbinden, die in leimartige Gummiharze oder Asphalt getaucht waren, den uns bekannten Gipsverband. Weit klaffende Wunden wurden zusätzlich vernäht. Weniger klaffende Wunden zog man mit klebenden, harzgetränkten Leinenstreifen zusammen – ähnlich den modernen Tape-Verbänden – und verband sie mit frischem Fleisch. Fleisch stellt nicht nur einen weichen Druckverband dar, sondern enthält auch blutstillende Fermente. Die Bezeichnung Fermente ist – wie bereits erwähnt – ein früheres Synonym für Enzyme.

Die Geschichte kennt noch zahlreiche Beispiele für den therapeutischen Einsatz von Enzymen in der Medizinheilkunde. So behandelten die Cheyenne-Indianer Leberschäden und Gelbsucht erfolgreich mit einem Getränk aus Kräuterextrakten. Die Inkas verwendeten Papayas und Ananas zur Wundbehandlung. Die Bewohner vieler tropischer Länder stellten aus dem Extrakt der Papaya-Pflanze das Papayasan bzw. Papain her, einen pflanzlichen Extrakt, der hervorragend und ohne schädliche Nebenwirkung Darmwürmer angreift und sie vernichtet, ohne dabei die Darmwand zu schädigen. Heute setzt man dieses Enzym unter anderem bei mikrochirurgischen Bandscheibenoperationen ein, um den verschobenen oder auslaufenden Nucleus (Gallertkern) bei einem Bandscheibenvorfall schrumpfen zu lassen – aber auch zur Behandlung von entzündlichen Erkältungen.

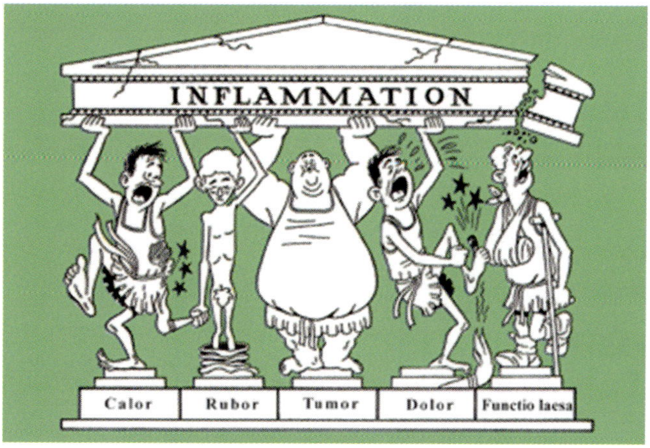

Die klassischen Zeichen einer Entzündung: Wärme, Rötung, Schwellung, Schmerz und Funktionseinschränkung.

Frische Feigen, getrocknete Feigen, in Wasser eingelegte Feigen, Feigensaft – uralte Hausmittel bei Magenverstimmungen und gegen Verstopfung – wer kennt das Enzym Ficin nicht?

Im Mittelalter verwendete man Extrakte aus der Papaya-Pflanze, der Ananas oder sogar aus der Bauchspeicheldrüse (Pankreas) von Tieren, um Entzündungen günstig zu beeinflussen. In der Bauchspeicheldrüse werden die Enzyme Trypsin und Chymotrypsin gebildet. Sie zählen zu den wichtigsten Verdauungsenzymen im Organismus, weil sie Eiweiß spalten und so die Verwertung lebensnotwendiger Nährstoffe ermöglichen. Medizinisch werden sie heute beispielsweise bei Entzündungsprozessen und Tumorerkrankungen eingesetzt. So verwendet der Düsseldorfer Urologe, biologische Onkologe und Naturheilarzt Privatdozent Dr. med. *Klaus Maar* als Therapie bei Krebserkrankungen ein so genanntes 3-Säulen-Konzept, das orale, intravenöse und apparative Maßnahmen bündelt. Zur „oralen Säule“ gehört die hochdosierte Gabe von Enzymen.*

In der traditionellen Volksmedizin gelten tierische Extrakte oder ein Pflanzenbrei aus zerdrückten Blättern, Blüten, Stengeln oder Wurzeln längst als ideale Heilmittel bei chronischen und akuten Entzündungen, bei verstauchten Knöcheln, Blutergüssen, Venenentzündungen, aber auch bei rheumatischen Beschwerden oder bei entzündlichen Virusinfekten.

Dabei handelte es keineswegs immer um exotische Pflanzen. So vermerkte der Apotheker und Botaniker *Tabernaemontanus* (1520–1590) zu dem in Europa und dem Kaukasus heimischen Stiel-Eichenbaum: „Wer einen bösen stinkenden Atem hat/ der nehme Eichenlaub/ stoße es zu Pulver/ davon nehme er alle Morgen nüchtern ein Quintlein mit Wein ein/ so benimmt es das Übelriechen. Wenn jemand ein giftiges Kraut gegessen hätte/ der soll Eichenlaub in Wasser sieden/ und darnach mit Milch einnehmen/ doch soll es geschehen/ ehe dann das Gift überhand nimmt... Eichenlaub in Wasser und Essig gesotten/ und den Mund damit gespühlet/ ist gut wider das Zahnwehe ...“**

Die Volksheilkunde verwendet Eichenrinde als zusammenziehendes und stopfendes Mittel gegen Durchfälle, übermäßige Monatsblutungen und Blutspeien sowie äußerlich gegen Zahnschmerzen und entzündete Augen.

Eichenrinde zählt zu den stärksten Gerbstoffdrogen (besonders Tannin). Es wirkt auf der Haut und auf den Schleimhäuten stark adstringierend, was äußerlich bei Entzündungen und besonders bei nässenden Ekzemen hilft, bei Juckreiz, Fußschweiß, Frostschäden, leichten Entzündungen im Mund- und Rachenraum, aber auch im Genital- und Analbereich (z. B. bei Hämorrhoiden). Eingenommen hilft der Sud von Eichenrinde gegen akute Durchfälle und kräftigt den Darm.

* D. Beyer in „Gesundes Leben“ 3/2002

** aus Gesundes Leben“, Forum Medizin 3/2002, S. 27

Wie Enzyme aussehen und wie sie wirken

Die Fähigkeit unseres Körpers, Verletzungen zu heilen und Krankheiten abzuwehren, steht in direkter Beziehung zur Stärke und Anzahl der Enzyme, von denen jedes einzelne ein Spezialist ist.

Prinzipiell beruhen alle Prozesse des Lebens auf einer komplexen Abfolge von chemischen Reaktionen. Diese biochemischen Reaktionen im Organismus bezeichnet man insgesamt als Metabolismus. Ein Beispiel: Die zugeführte Nahrung wechselt der Körper um, und zwar einmal in solche Stoffe, die er zur Erhaltung braucht, zum anderen in die Energie, die er für die täglich zu leistende Arbeit, für den „Betrieb" benötigt. Man spricht deshalb von einem Erhaltungs- oder Betriebsstoffwechsel, und der ist ein Teil des Metabolismus. Enzyme sind dabei die Katalysatoren, die diesen Metabolismus überhaupt ermöglichen.

Enzyme als Biokatalysatoren

Katalyse ist ein in der Natur weit verbreitetes Phänomen, ohne sie gäbe es ebenfalls kein Leben auf diesem Planeten. In Gang gesetzt wird sie durch so genannte Katalysatoren. Biokatalysatoren (griech.: bio = Leben), also Katalysatoren, die chemische Vorgänge in lebenden Organismen steuern, sind Eiweißkörper – nämlich Enzyme. Nicht nur in technischen Bereichen, sondern auch in der industriellen Chemie werden heutzutage Katalysatoren eingesetzt. Von den Biokatalysatoren unterscheiden sie sich vor allem dadurch, dass sie ihre katalytische Wirkung als Festkörper ausüben, während die „echten" Enzyme unter natürlichen Bedingungen in wässriger Lösung arbeiten, und zwar sehr viel effizienter und spezifischer. So ist die alkoholische Gärung vermutlich der erste katalytische Prozess, den sich der Mensch zunutze machte. Vor über 5000 Jahren fanden die Ägypter heraus, dass Hefe den Zucker von Fruchtsäften in Alkohol verwandelt.

Enzyme wirken also als Biokatalysatoren. Man könnte sie – leger – auch als „Verkuppler" eines jeden biochemischen Geschehens bezeichnen. Bei den meisten Lebensvorgängen bringen Enzyme metabolische Umsetzungen zunächst in Gang und überführen eine Substanz in die andere, ohne selbst verbraucht zu werden. Das passiert beim Stoffwechsel: Lebewesen müssten glattweg verhungern, gäbe es die Enzyme nicht. Sie sind es, die alle Nahrungsmittel in einzelne Nährstoffe zerlegen, damit diese überhaupt vom und in den Organismus aufgenommen werden können. Das fängt bereits im Mund an. Wenn Brot etwas intensiver gekaut wird, schmeckt es zunehmend süßer. Das Enzym Ptyalin, das im Speichel vorkommt und wichtig für die Verdauung von Kohlenhydraten ist, beginnt, Stärke in Zucker umzuwandeln. Dieser Verdauungsvorgang setzt sich im Magen fort, wo unter anderem Salzsäure mehr für die Fette und das Enzym Pepsin zusammen mit Hydrochlorid für Eiweißsubstanzen zuständig ist. Rennin, ein anderes wichtiges Enzym, löst aus der Milch Mineralstoffe (Kalzium, Eisen, Phosphor, Kalium), die das Nervensystem, Zähne und Knochen stärken sowie den Wasserhaushalt stabilisieren. Weitere Enzyme wiederum kontrollieren die Magensekrete, weshalb Menschen, denen operativ ein Stück des Magens entfernt werden musste, die fehlenden Verdauungsenzyme zuführen müssen.

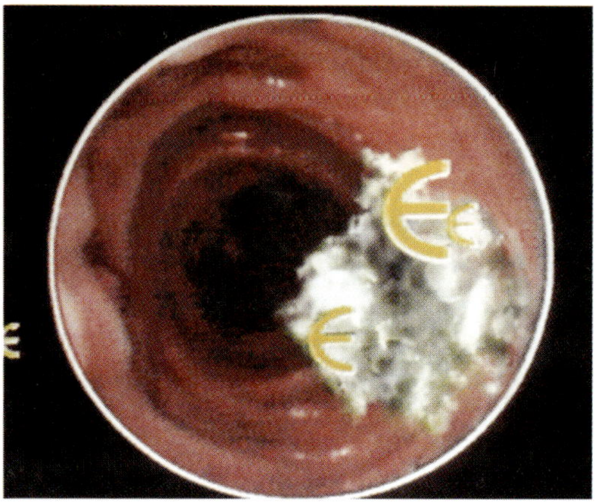

Ein Enzymdragee löst sich, dank seines magensaftresistenten Überzugs, erst im Darm auf.

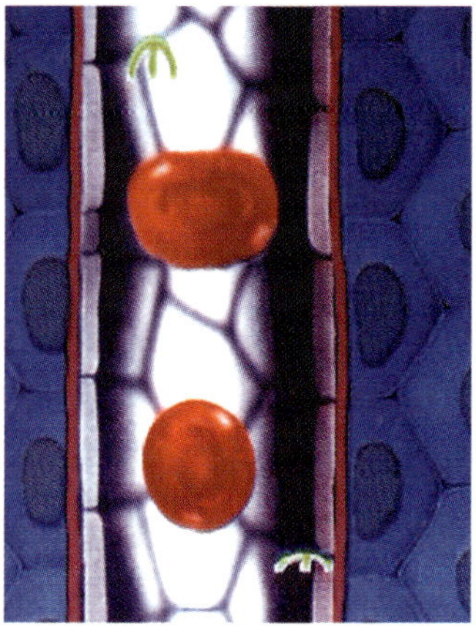

Im Darm werden die aktiven Enzyme freigesetzt, durch spezielle Transportmechanismen aufgenommen und durch die Darmwand in das Blut transportiert.

Teile der Nahrung gehen in den Darm, wo sie sich mit enzymatischen Verdauungssäften aus dem Pankreas vermischen: Es ist die größte Enzymquelle unseres Körpers und produziert täglich bis zu fünf Liter Pankreassaft, ein Gemisch aus wertvollen Enzymen (u.a. Trypsin, Chymotrypsin, Elastase, Amylase, Lipase usw.). Ein Teil dieser Enzyme zerlegt nun beispielsweise Fettbestandteile der Nahrung in Fettsäuren bzw. Eiweiße in Aminosäure, die durch die Darmwand ins Blut gelangen, um vom Organismus genutzt zu werden – als Energiequelle und als Bauteile, unter anderem für die Bildung neuer Enzyme.

Enzyme als Spezialisten an den Zellen

Erinnern Enzyme nicht an Hormone? Besteht zwischen diesen Substanzen ein Zusammenhang? In gewisser Weise ja, auch wenn es sich um zwei völlig verschiedene Substanzgruppen handelt. Während Hormone (siehe „Weiterführende Literatur") als Botenstoffe wie winzige Depeschen durch den gesamten

Organismus zirkulieren, um den Zellen bestimmte Signale und Anweisungen zu übermitteln, sind Enzyme die Arbeiter an den einzelnen Zellen. Sie führen die Anweisungen aus, die durch die Hormone übermittelt werden. Doch weder Hormone noch Enzyme fungieren und arbeiten isoliert. Hormone werden von anderen (Kontroll-)Hormonen kontrolliert, hängen von ihnen ab und in gewisser Hinsicht auch von Enzymen. Und die Enzyme wiederum von den Hormonen, wobei sie gleichzeitig von anderen Enzymen kontrolliert werden. Enzyme sind also außerordentlich wichtig. Sie haben zum Beispiel eine spezielle Funktion bei der Blutgerinnung, aber auch bei der Wiederauflösung von Blutgerinnseln, beim Verdauen von Nahrungsmitteln, beim Bereitstellen von Energie in den Muskelzellen und eine ganz besondere für den Ablauf der körpereigenen Abwehr bei akuten und chronischen Erkrankungen. Die Enzymaktivität beim Menschen wird allerdings mit zunehmendem Alter schwächer, in Belastungssituationen kann sie sogar versagen. Hier hilft nur, fehlende Enzyme zu ersetzen.

Der Schlüssel und sein Schloss

Enzyme sind große, katalytisch wirkende Proteinmoleküle. Jedes dieser Eiweißmoleküle besteht aus einer Kette von zwanzig Aminosäuren. Nun gibt es aber Tausende von verschiedenen Enzymen. Sie unterscheiden sich – vereinfacht dargestellt – lediglich in Anzahl und Anordnung dieser zwanzig verschiedenen, mehr oder weniger langen Ketten aus Aminosäuren, der so genannten Aminosäurensequenz.

Die Aminosäuren sind einzelne Biomoleküle und bestehen stets aus zwei Teilen. Dabei ist der eine Teil, die Grundstruktur, bei allen gleich: Sie enthält zwei Molekülgruppen, sozusagen einen rechten und einen linken Arm. Über diese Grundstruktur verbinden sich die einzelnen Aminomoleküle zur Kette. Der zweite Molekülteil jedoch ist austauschbar. Nur an diesem variierenden Restteil können die zwanzig Aminosäuregruppen unterschieden werden. Diese Aminosäureketten kringeln sich völlig unterschiedlich und bilden an einer Stelle eine für das passende Enzym typische Höhle, eine präzise geformte Öffnung. Auf sie kommt es an, sie ist das „aktive Zentrum" dieses jeweils speziellen Enzyms: Denn in sie passen wiederum nur ganz bestimmte andere Moleküle.

Passt ein Substrat zu einem Enzym, kann dieses aktiv werden

In jedem Organismus schwimmt eine Vielzahl von unterschiedlichen biochemischen Gebilden herum. Sie sind Baustoffe für irgendeinen zum Leben notwendigen Vorgang. Ihr Name: Substrate. Schwimmt ein Substrat nun an einem Enzym vorbei, zieht es das aktive Zentrum an, und es wird – wenn es exakt in die speziell geformte Öffnung passt – mit dem Enzym für kurze Zeit zu einer Einheit. Dann – und nur dann – kommt es zu der biochemischen Reaktion, für die dieses Enzym zuständig ist. Prinzipiell unterscheidet man zwischen Enzymen, die Moleküle aufspalten und abbauen (katabol) oder zusammenfügen und aufbauen (anabol). Die meisten Enzyme spalten ein Substrat, nur etwa drei bis fünf Prozent setzen etwas zusammen, sie synthetisieren. Bei der Spaltung muss das Substrat – wie gesagt – exakt in das „aktive Zentrum" passen, damit es vom Enzym „geknackt" werden kann. Enzyme sind also exzellente Spezialisten, das heißt, (fast) jedes Enzym ist – wie die Chemiker sagen – „substratspezifisch": Das Substrat muss wie ein Schlüssel exakt in das Schloss des Enzyms passen.

Das passende Substrat ermöglicht dem Enzym nur eine einzige bestimmte Veränderung, nur eine einzige Wirkung und dies ausschließlich auf eine festgelegte Weise: Der Schlüssel kann entweder nur nach links oder nur nach rechts gedreht werden, es kann ein Riegel geöffnet oder sonst etwas in Bewegung gesetzt werden. Deswegen ist jede Enzymsorte nicht nur substrat-, sondern auch wirkungsspezifisch. Wie schnell so ein Vorgang abläuft, hängt sowohl von der Substratkonzentration als auch von der Konzentration des Reaktionsproduktes ab.

Experten haben Enzyme in sechs Gruppen unterteilt mit sechs grundsätzlich verschiedenen Enzymwirkungen: Beispielsweise wird das Substrat gespalten, das Enzym bleibt unverändert. Ein Teil des Substrats ist Abfall und wird – in seine biochemischen Bauteile zerlegt – zum Bau neuer Substrate verwendet. Der andere Teil kann sich als Substrat ein nächstes Enzym suchen, um dort wieder „geknackt" zu werden. Dieser Vorgang spielt sich so lange ab, bis endlich der Zustand entsteht, der für irgendeine bestimmte Aufgabe im Organismus angefordert wurde. Dies alles kann sehr schnell, aber auch sehr langsam ablaufen. Manche Enzyme schaffen mehrere 100 000 Arbeitszyklen pro Minute, andere wirken viel langsamer. Eine andere Enzymgruppe sorgt für die Übertragung von Elektronen von einem Spender zum Empfänger, ein Vorgang, der unter anderem für die Zellatmung sehr wichtig ist. Wieder andere Enzyme übertragen ganze Molekülgruppen vom Spender auf den Empfänger, sie bringen Bruchstücke von einem Platz einer Aminosäurekette an einen anderen. Eine weitere Enzymgruppe wiederum verändert das Substrat, indem sie von ihm nur ganz bestimmte Moleküle verlagert; oder spaltet nur energiereiche Substrate, um so die für andere Biosynthesen benötigte Energie zu schaffen; oder sie lässt jeweils ein Substratmolekül in zwei Teile zerfallen. Und die letzte Sorte von Enzymen kann – wie bereits erwähnt – zusammengesetzte Verbindungen spalten. Da dies unter Einlagerung von Wasser geschieht, bezeichnet man sie als Hydrolasen oder hydrolytische Enzyme. Auf sie und ihre Untergruppe – Enzyme mit dem Namen Proteasen, da sie Eiweißverbindungen wie Proteine spalten – wird in den folgenden Seiten eingegangen. Denn hauptsächlich diese Enzyme werden ganz gezielt zur Wiederherstellung der Gesundheit eingesetzt.

Die Co-Enzyme

Bestimmte Enzyme sind reine Proteine und bestehen ausschließlich aus Aminosäuren, andere dagegen enthalten neben dem Proteinanteil (Apoenzym) eine zusätzliche Komponente, einen Cofaktor. Dabei kann es sich um ein organisches Molekül handeln wie beispielsweise ein Vitamin, um ein Metall oder ein Mineral. Den gesamten Komplex aus einem aktiven Enzym und seinem Co-Enzym bezeichnet man als Holoenzym.

Die meisten Enzyme stellt unser Körper in Massen unentwegt selbst her, allerdings mit einer kleinen Einschränkung: Für eine Anzahl von Enzymen fehlt dem Organismus zur Herstellung des aktiven Zentrums ein Stück zur Perfektion der Passform. Ohne dieses Ergänzungsstück – das Co-Enzym – kann das Substrat nicht gespalten werden. Dieses fehlende Material muss der Mensch mit der Nahrung aufnehmen. Auch wenn es sich dabei zum Teil um nur winzige Mengen handelt – ohne dieses „Baumaterial" funktioniert die Herstellung bestimmter Enzyme nicht.

Häufig fungieren Vitamine als Co-Enzyme, aber auch Spurenelemente und Mineralien. Von den Vitaminen sind es hauptsächlich die Vitamine B_1, B_2, B_6 und B_{12} sowie Vitamin C und einige weniger geläufige. Da eine Erkrankung stets die Folge eines gestörten Enzymhaushaltes ist, entstehen also auch Störungen, wenn die Materialien für das Co-Enzym fehlen, zum Beispiel bei Vitaminmangel oder bei Magnesium-, Kalium- und Zinkmangel. Allein das Spurenelement Zink ist, wie man bis jetzt weiß, als Co-Enzym für die Herstellung von achtzig verschiedenen Enzymen unbedingt erforderlich.

Es kann passieren, dass der Organismus einen dem Co-Enzym zum Verwechseln ähnlichen Stoff in sein aktives Zentrum lässt. In diesem Falle funktioniert das Enzym natürlich nicht wie es sollte, sondern eventuell sogar genau gegenteilig. Seit die Wissenschaft dieses Phänomen kennt, hat sie sich das zunutze gemacht: Sie steuert und setzt Enzyme gezielt ein. Doch was geschieht, wenn lebenswichtige Enzyme überhaupt nicht oder in zu geringer Menge vorkommen? Auch das kann passieren.

Die Unterschiede zwischen einem Enzym und dem Co-Enzym

- Enzyme bestehen aus Eiweiß, Co-Enzyme nicht.
- Enzyme sind große, Co-Enzyme ziemlich kleine Moleküle.
- Enzyme werden bei ihrer eigentlichen Tätigkeit nicht verbraucht, Co-Enzyme werden verbraucht und müssen ständig erneuert werden.

Fazit: Dem Körper müssen die notwendigen Co-Enzyme, am besten über die Nahrung, zugeführt werden.

Was geschieht, wenn ein bestimmtes Enzym fehlt?

Fatal ist, wenn ein bestimmtes Enzym bereits bei der Geburt im Organismus nicht vorhanden ist oder wenn es aus irgendeinem Grund irgendwann sozusagen verloren geht: Dem Körper fehlt es und er ist nicht in der Lage, es selbständig herzustellen. Wie war das mit Schlüssel und Schloss: Ein bestimmtes Substrat passt exakt in das aktive Zentrum eines bestimmten Enzyms. Dabei wird unter Energiefreisetzung das Substrat gespalten, das Enzym selbst bleibt unverändert. Molekularbiologisch gesehen sind diese Enzymproteine beziehungsweise die Apoenzyme Ausdrucksformen der in den Chromosomen (Träger der Erbanlagen im Zellkern) gespeicherten genetischen Information. Da diese individuell und je nach Differenzierung organspezifisch verschieden sind, zeigen Enzyme, welche die gleiche Reaktion in verschiedenen Organen oder in verschiedenen Lebewesen katalysieren, erhebliche Leistungsunterschiede. Kommt es nun aufgrund der individuellen Leistungsunterschiede eines Enzyms zu Störungen der normalen stofflichen sowie energetischen Fließgleichgewichte in einem Organ oder dem gesamten Organismus und resultieren daraus Krankheiten, spricht man von so genannten Enzymopathien. Sie können primär oder sekundär bedingt sein, angeboren sein oder auf endo- sowie exogenen (von innen bzw. von außen kommenden) Einflüssen im Laufe des Lebens beruhen. Am häufigsten unter den angeborenen Enzymopathien – um ein Beispiel zu nennen – ist die so genannte Phenylketonurie. Sie kommt bei etwa einem von zehntausend Neugeborenen vor. Hier ist der Körper nicht imstande, Aminosäuren umzubauen, weil das entsprechende Enzym fehlt oder unwirksam ist. Wird ein Kind mit diesem genetischen Defekt nicht sofort behandelt, führt diese Enzymopathie zum Schwachsinn.

Muttermilch-unverträglichkeit wird durch leistungsschwache oder fehlende Enzyme verursacht

Eines unter rund siebzigtausend Neugeborenen kann die Muttermilch nicht verwerten. Es handelt sich bei dieser Galaktosämie nicht – wie viele meinen – um eine Allergie, sondern darum, dass die entsprechenden Enzyme fehlen oder zu leistungsschwach sind. Derartige Fehlregulationen oder Fehlsteuerungen versucht man verständlicherweise durch die Zufuhr entsprechender Enzyme zu kompensieren oder den Organismus bei akutem Bedarf wenigstens mit ähnlich wirkenden Enzymen zu substituieren.

Wann wirken Enzyme optimal und wann nicht?

Nun wirken Enzyme nicht immer und nicht immer optimal. Gegebenheiten und Umgebung beeinflussen sie. Zum Beispiel sind sie temperaturabhängig. Die Enzyme des Menschen entwickeln ihre beste Aktivität im Bereich der Körpertemperatur, also etwa zwischen 36,5 und bis über 40° C. Bei etwa 40° C arbeiten die Enzyme wie verrückt: Tritt so eine Krise ein, erhöht der Körper mit Hilfe von Enzymen seine Temperatur und steigert dadurch zugleich die Aktivität der für die Bekämpfung dieser Krise dringend notwendigen Enzyme. Doch steigt die Temperatur weiter und wird schließlich der optimale Höhepunkt nur knapp überschritten, versagt die Enzymtätigkeit total. Das Eiweiß der Enzyme gerinnt (koaguliert), klumpt zusammen und verliert seine Funktionsfähigkeit. Der Patient stirbt.

Mit sinkender Temperatur dagegen reduziert sich die Tätigkeit der Enzyme. Warum lassen sich wohl Lebensmittel wie Butter, Käse, Milch, vor allem aber Fleisch im Kühlschrank länger aufbewahren und frisch halten? Richtig, weil ihre Enzymakitivität durch die Kälte herabgesetzt wird. Wenn Organe wie Nieren, Herz, Leber oder andere Körperteile zur Transplantation aufbewahrt werden, liegt deshalb die Temperatur, bei der die geringste Enzymaktivität stattfindet, nur wenige Grad über dem Gefrierpunkt.

Die Geschwindigkeit, mit der Enzyme ihre Aktivität entfalten, ist ebenfalls unterschiedlich: Einmal hängt sie individuell von der jeweiligen Enzymsorte ab, zum anderen natürlich von den Arbeitsbedingungen und dem richtigen Milieu. Manche Enzyme entfalten eine optimale Wirksamkeit im sauren, andere im basischen Milieu. Jedes Enzym besitzt also ein pH-Optimum. Zudem stellt sich das Enzym auf seine nächste Umgebung ein: Befindet sich viel Substrat in seiner Nähe, wird es aktiv. Das ist der Optimalzustand.

Durch den so genannten Enzymnachweis lässt sich feststellen, dass Reaktionen abgelaufen sind. So werden beispielsweise beim Herzinfarkt durch den Untergang des mit Sauerstoff un(ter)versorgten Teiles des Herzmuskels bestimmte Enzyme (LDH = Lactatdehydrogenase und CKMB = Creatinkinase, ein Enzym zur Herzinfarktdiagnostik, sowie weitere) aus dem Gewebe freigesetzt. In den meisten Fällen lässt sich bereits durch den Anstieg dieser Enzyme im Blut die Diagnose Herzinfarkt stellen.

Selbst ein Herzinfarkt lässt sich über Enzyme diagnostizieren

Alles, was lebt, nutzt sich im Laufe der Zeit ab und altert, mal schneller, mal weniger stark. Das passiert auch bei den Enzymen. Sie haben eine völlig unterschiedliche Lebensdauer, von wenigen Sekunden bis zu mehreren Wochen. Was, wenn die Zeit für ein Enzym vorbei ist? Im Normalfall kommt ein neues Enzym, spaltet das alte, löst es auf und transportiert es ab. Die verschiedensten Enzyme halten hier zusammen und das System in einem idealen Gleichgewicht: Ein Enzym aktiviert das nächste, dieses wiederum das nächste und so weiter. Dieses schrittweise Vorgehen benötigt zum einen weniger Energie, zudem ist es sicherer als ein geballt massives Vorgehen. Nun fragt man sich natürlich, warum diese Enzyme sich nicht ständig gegenseitig auffressen und warum eiweißlösende Enzyme sich nicht selbst zerstören? Oder warum zum Beispiel Pepsin zwar die Eiweiße der Nahrung verdaut, aber nicht die eiweißhaltigen Bauteile des Magens?

Sehr vereinfacht ausgedrückt, lässt sich das so erklären: Im Körper, im Blut- und Lymphstrom schwimmen Millionen von Enzymen völlig harmlos herum. Sie sind nicht aktiv, denn sie besitzen an einer Stelle der Aminosäureketten spezielle Aminosäuren, die wie ein Sicherungshebel wirken und jegliche Aktivität unterbinden. Tritt aber nun an irgendeiner Stelle eine Störung auf – wie bei einem Infarkt – und wird eine bestimmte Enzymsorte benötigt, so reißt ein für diese Aufgabe spezialisiertes Enzym den Sicherungshebel vom benötigten Enzym ab. Jetzt kann, ja muss es aktiv werden. Das ist die eine Methode der Absicherung, die andere Sicherung bilden die Enzymhemmer (Enzyminhibitoren).

Körpereigene Enzyminhibitoren sind in der Lage, bei einer zu großen Menge von aktivierten Enzymen das aktive Zentrum jener Enzyme zu blockieren. Manche Enzyminhibitoren bleiben für die restliche Überlebenszeit dort, andere verschwinden wieder, so dass das vorübergehend inaktive Enzym wieder aktiv werden kann. Es gibt aber auch körperfremde Enzyminhibitoren, wozu unter anderem viele Giftsorten gehören. Sie setzen in dem vom Gift infizierten Bereich verschiedene Enzyme matt und bringen dadurch den Stoffwechsel so durcheinander, dass der Organismus zusammenbricht, falls man ihm nicht rechtzeitig die fehlenden Enzyme ersetzt.

Die Enzymforschung hat inzwischen auch Stoffe entdeckt, mit deren Hilfe sich bestimmte Enzyme neutralisieren lassen. Dadurch kann man gezielt in den Ablauf des Stoffwechselgeschehens eingreifen. Mit dem berühmtesten Medikament der Welt ist dies beispielsweise möglich, mit Aspirin® (Acetylsalicylsäure = ASS). Die Acetylsalicylsäure kann sich als fremder Stoff fest an das Enzym Cyclooxygenase anlagern, das im Blutgerinnungs- und Entzündungsablauf eine wichtige Rolle spielt. Dadurch hemmt ASS die Blutgerinnung, das Blut wird flüssiger. Man macht sich diesen Vorgang in der Medizin insofern zunutze, dass man unter anderem Aspirin prophylaktisch gegen Herzinfarkt einsetzt, Patienten nach dem Infarkt damit behandelt und vor allem Patienten nach einem Schlaganfall. Das Blut darf bei diesen Risikopatienten nicht mehr dickflüssiger werden, die Blutplättchen sollen sich auf keinen Fall (mehr) verkleben und Thromben (Blutpfröpfe) bilden (Thrombozytenaggregation, ASS als Thrombozytenaggregationshemmer). Im Akutfall setzt man Streptokinase oder Urokinase ein. Beide Enzyme werden seit langem zur Thrombolyse und zur Verbesserung des Blutflusses verwendet. Seit Anfang der neunziger Jahre weiß man, dass sich das Enzym Cyclooxygenase (COX) in zwei Isoformen unterteilen lässt, COX-1 und COX-2, die Unterschiedliches bewirken. COX-1 gilt als „House keeping Enzyme", COX-2 dagegen wird nur als Antwort auf einen Reiz exprimiert und löst in Folge Entzündungsreaktionen aus. Aus dieser Erkenntnis entwickelte man so genannte COX-2-Hemmer, die – entzündungshemmend – zur Rheumatherapie eingesetzt werden und weitaus magenfreundlicher sind als beispielsweise Aspirin.

Wie unterscheidet man Enzyme?

Jede biochemische Veränderung wird von einem anderen Enzym unterstützt. Wird das Enzym zerstört oder gehindert, so kommt die Reaktion ins Stocken oder funktioniert nur noch eingeschränkt. Nach ihrem Wirkort, nämlich inner- oder außerhalb der Zelle, werden sie in Zellen- oder Sekretenzyme unterteilt.

Sekretenzyme sind unter anderem die im Magen und Darm vorkommenden Verdauungsenzyme sowie die im Blut wirkenden Plasmaenzyme.

Für klinische Zwecke unterteilt man die Enzyme zunächst in drei große Gruppen:

1. Enzyme, die aus Drüsen in den Verdauungskanal abgeschieden werden und die Nahrungsstoffe aufschließen,
2. Enzyme, die direkt in die Blutbahn abgegeben werden und hier hauptsächlich an der Blutgerinnung beteiligt sind,
3. Enzyme, die den Stoffumsatz in den Zellen bewirken.

Den ersten Enzymen gab man seinerzeit einfache Namen, die mit der Silbe „-in“ endeten: Pepsin, Trypsin, Bromelain, Chymosin (ein für Säuglinge lebenswichtiges Enzym für die Aufschließung des Milcheiweißes, wurde jahrhundertelang zur Herstellung von Käse verwendet), Pankreatin usw. Im Laufe der Zeit einigte man sich international auf eine systematischere Einteilung, und zwar auf den Substratnamen mit der Endung „-ase“ (Amylasen, Lipasen, Elastasen, Streptokinase, Urokinase usw.). Da aber verschiedene Enzyme das gleiche Substrat verändern, verwirrte auch diese neuere Einteilung. Inzwischen hat die International Union of Pure and Applied Chemistry (IUPAC) die Enzyme nach Art ihrer katalysierten Reaktion und ihres Energieverbrauchs international verbindlich klassifiziert. Nach den von ihnen katalysierten Reaktionen werden sie in sechs Enzym-Klassen aufgeteilt.
Einer dieser sechs Enzymgruppen lassen sich alle bekannten Enzyme zuordnen. Da jedem Enzym außerdem eine Nummer aus vier Zahlen gegeben wurde, kann man ohne große Sprachkenntnisse weltweit und rasch herausfinden, um welche Enzymklasse, um welche Art des umgesetzten Substrates (Unterklasse) mit welchen speziellen Kriterien es sich handelt. Die letzte Zahl gibt Auskunft darüber, in welchem Organsystem man das Enzym finden kann. Aber das ist eigentlich nur wichtig für die Fachleute.

Die sechs Enzym-Klassen

1. Oxydoreduktasen – Dehydrogenasen – Oxydasen u. Oxygenasen	ermöglichen die biologische Oxidation und Reduktion, sie lösen also Sauerstoff und Wasser aus Substanzen
2. Transferasen	übertragen chemische Gruppen von einem Molekül auf ein anderes. Sie sind wichtig beim Zellaufbau
3. Hydrolasen	spalten chemische Verbindungen und lagern dabei Wasser an
– Esterasen	spalten Fettverbindungen
– Glykosidasen	spalten Zuckerverbindungen
– Proteasen	spalten Eiweißverbindungen wie z. B. Proteine
4. Lyasen	bilden oder öffnen Doppelverbindungen zwischen Atomen (z. B. Kohlenstoff- und Stickstoffverbindungen) durch Anlagerung oder Abspaltung chemischer Gruppen
5. Isomerasen	lagern chemische Gruppen innerhalb desselben Moleküls um, d. h. die Substanzen behalten ihre chemische Formel, bekommen aber neue chemische oder physikalische Eigenschaften
6. Ligasen – Synthetasen – DNA-Ligasen – Carboxylasen	bauen chemische Verbindungen (wie Kohlenstoff- und Stickstoffverbindungen) auf, wobei sie Energie verbrauchen

Wie man Enzyme sinnvoll einsetzt

Für den „normalen“ Menschen ist es wichtiger zu wissen, wann er Enzyme gegen welche Beschwerden einsetzen und vor allem, wie er die richtigen richtig einsetzen kann. Denn nur dann entfalten sie ihre gesamte Wirkfähigkeit.

Enzyme arbeiten im Reagenzglas wie im lebenden Organismus. Mit Hilfe von Enzymen lassen sich viele Stoffe herstellen, verändern oder abbauen. Sie werden deshalb in den unterschiedlichsten Bereichen eingesetzt: zur Herstellung bestimmter Nahrungsmittel, in der chemischen Industrie, ja sogar um die Wirkung mancher Waschmittel zu verstärken. Enzyme sind vielseitig: So werden Amylasen, Enzyme aus der Speicheldrüse, die aber in diesem Falle aus Pilzen stammen, zum Herstellen von Bier und Schnaps aus Getreide verwendet; als Therapie werden Enzymgemische mit Amylasen gegen Rheuma, Reizzustände bei Ödemen sowie degenerativen Gelenk- und Wirbelsäulenerkrankungen eingesetzt; oder bei Entzündungen wie Bronchitis und Nebenhöhlenentzündungen.

Inzwischen greift auch in Deutschland die „moderne", wissenschaftlich begründete Medizin zunehmend auf das „Naturheilmittel" Enzyme zurück. Während in Japan bereits die Mehrzahl der Medikamente auf Enzymbasis beruhen und in den USA der Trend stark dazu tendiert, zögern bei uns manche Ärzte noch, Enzyme und Enzymgemische zur Behandlung oder als Unterstützung einer Therapie einzusetzen. Und das, obwohl mit Enzymen bei richtiger Handhabung und Dosierung in Prophylaxe und Therapie bei ganz unterschiedlichen Erkrankungen verblüffende Erfolge erzielt werden. Mit den Enzymen hat der Mensch einen Wirkstoff in Händen, dessen einziger erkennbarer „Nachteil" das breite Wirkspektrum ist. Hinzu kommt, dass ständig neue Einsatzbereiche entdeckt werden, wo die hydrolytischen beziehungsweise proteolytischen Enzyme (um die es hier geht) einzeln und als Gemisch den Menschen natürliche und risikolose Hilfe geben können – bevorzugt als „Systemische Enzymtherapie".

Was bedeutet „Systemische Enzymtherapie"?

Eine „Systemische Enzymtherapie" greift, wie seinerzeit schon Prof. Wolf herausfand, an verschiedenen Orten des Krankheitsgeschehens ein, und zwar mit einer auffallend geringen Nebenwirkungsrate. Gerade deswegen lässt sie sich ganz gezielt einsetzen, da ein Großteil der Zusammenhänge enzymatischer Wirkprinzipien klar belegt sind. Durch systemische Enzyme werden folgende Wirkziele erreicht:
Enzyme beschleunigen also unter anderem das Abheilen von Entzündungen, bekämpfen Durchblutungsstörungen, stärken die körpereigenen Abwehrkräfte, mobilisieren die Selbstheilungskräfte und verringern Gesundheitsrisiken.

Wirkziele systemischer Enzyme

- Analgesie (Schmerzlinderung) (gering!)
- Resorptionsbeschleunigung
- Durchblutungsregulierung, auch der Lymphgefäße
- Reiz- und Entzündungshemmung
- Heilung und Regeneration
- Prophylaxe möglich

Sie bringen verirrte Abwehrkräfte, wie bei Autoimmunerkrankungen, wieder auf den richtigen Weg, sie bekämpfen Viren und sie helfen dem Körper sogar, Krebszellen zu entdecken und möglichst zu vernichten. Dennoch – Enzyme sind keine Allheilmittel, keine Wunderwaffe! Sie können sehr viel, aber nicht alles.

Was bedeutet nun „systemisch"? In der Medizin unterscheidet man die örtliche (lokale) Anwendung eines Präparates, wie das mit Salben, Tinkturen und manchen Sprays der Fall ist, und die eines Medikaments, das sich „systemisch" im ganzen Körper, im gesamten System verteilt. Diese Erklärung ist natürlich vereinfacht, weil zum Beispiel auch über eine bestimmte Stelle der Haut eine Substanz aufgenommen und über den Körper verteilt werden kann: Beispiel Hormonpflaster. Dazu zählt die Substitutionstherapie, wo dem Organismus eine Substanz ersetzt wird – so auch Enzyme –, die er nicht (mehr) selbst herstellen kann: Das Hormon Insulin, das das Pankreas des Diabetikers nicht mehr (ausreichend) herstellt, die Substitution mit Östrogenen bei der menopausalen Frau, das Testosteron beim Mann (siehe „Weiterführende Literatur") mit einem Hypogonadismus (Unterfunktion von männlichen Hormonen) oder von Wachstumshormon (hGH) bei kleinwüchsigen Kindern. Wegen ihrer hohen Substratspezifität ist es in den meisten Fällen sinnvoll, eine Kombination ausgewählter Enzyme einzunehmen, um ein möglichst breites Wirkspektrum zu gewährleisten – gerade, wenn man gesund und fit bleiben will. Enzyme können zur Therapie oder auch prophylaktisch eingenommen werden, und zwar oral (als Tabletten, Dragees oder Granulat) oder rektal (Klistiertabletten). Sie wirken am besten, wenn sie aus dem Dünndarm resorbiert und im Körper (System) verteilt werden. Enzyme sind komplizierte und hochempfindliche, natürliche Verbindungen. Um sie aktiv zu halten, muss jedes Molekül extra „verpackt" werden. Da relativ wenig Enzymmoleküle in ein Dragee passen, ist die Herstellung nicht ganz einfach. Erwähnt werden sollte, dass inzwischen Enzyme auch injiziert – unter Umgehung des Magentraktes (parenteral bzw. lokal) oder lokal aufgetragen werden können in Form von Salbe oder Creme.

Da normalerweise Proteinmoleküle von der Magensäure zerstört und durch die säurefesten Enzyme des Magens und der Bauchspeicheldrüse in einzelne Bauteile zerlegt werden, sind Enzym-Dragees, -Tabletten und -Granulat mit einem säurefesten Überzug versehen. Er schützt die Enzyme so lange, bis sie im

Wichtig

Um eine bestmögliche Resorption zu erzielen, sollten Enzympräparate deshalb auf keinen Fall zu den Mahlzeiten eingenommen werden, sondern mindestens eine halbe Stunde vor dem Essen oder eineinhalb Stunden danach.

Dünndarm angelangt sind. Dort werden die Enzyme freigesetzt und mit Hilfe spezieller Transportmechanismen über die Darmzotten in den Körper beziehungsweise in das Blut aufgenommen. Allerdings wird nicht die gesamte Enzymmenge zu hundert Prozent resorbiert.
Hohe Dosierungen wie bei einer Stoßtherapie verteilt man am besten über den Tag und nimmt die Enzyme im Abstand von etwa fünf Stunden mit viel Flüssigkeit ein. Damit lassen sich etwaige geringfügige Nebenwirkungen wie Blähungen, leichte Magenbeschwerden oder leichter Durchfall vermeiden. Letzterer kann für kurze Zeit auftreten, weil Enzyme die Nahrung besser verwerten. Deshalb sind Enzyme auch keine „Schlankmacher" (s. dort). Je nach eiweißspaltender Molekülart gelangen zwischen 6% (Papain) und 38% (Bromelain) der Substanzen von oral verabreichten Enzymen in den Blutkreislauf und in das Lymphsystem. Je nach Enzymart werden die höchsten Konzentrationen zwei bis vier Stunden nach Einnahme gemessen. Diese Prozentzahlen mögen niedrig erscheinen und manche Menschen scheuen sich, so viele „Pillen" einzunehmen, wie es bei einer frischen Verletzung oder beginnenden Erkältung als Stoßtherapie empfohlen wird. Keine Sorge, es passiert nichts, auch wenn zehn, zwanzig oder mehr Enzymdragees zu Therapiebeginn eingenommen werden. Sinn einer solch hohen Dosierung ist, möglichst rasch – vor einer Operation oder nach einer Sportverletzung beispielsweise – eine massive Enzymmenge in den Organismus und diesen damit „auf Vordermann" zu bringen. So wird der Organismus nicht mit chemischen Substanzen überschüttet, sondern bekommt die natürliche Hilfe, die er im Moment sehr nötig hat. Hydrolytische Enzyme sind – selbst in hohen Dosen über einen längeren Zeitraum – so gut wie nebenwirkungsfrei. Das wurde in zahlreichen Untersuchungen festgestellt. Zu Einnahmebeginn empfinden manche Menschen ein Völlegefühl, leichte Übelkeit oder Blähungen. Diese bereits erwähnten „Nebenwirkungen" – im wissenschaftlich-medizinischen Sinn sind es keine – lassen sich beheben, wenn die Dosis über den Tag verteilt wird und die Dragees oder Tabletten mit viel Flüssigkeit eingenommen werden. Fast immer verschwinden diese leichten Beschwerden nach den ersten Einnahmetagen, genauso wie leichte Hautrötungen, die in extrem seltenen Fällen auftreten.

Welche Enzyme beinhaltet eine „Systemische Enzymtherapie"?

Eine Enzymtherapie ist geeignet bei allen Störungen des Enzymhaushalts – wie zum Beispiel Älterwerden – oder als Folge eines erhöhten Enzymbedarfs bei akuten und chronischen Erkrankungen. Enzympräparate sind jedoch keine „Wunderkur". Sie sind, wie andere BRM („biological response modifiers") Immunmodulatoren, die meist in mehrere Regulationssysteme des Immunsystems eingreifen. Sie können abwehrsteigernd (immunstimulierend) oder die Abwehr wieder aufbauend (immunrestaurierend) oder auch abwehrhemmend (immunsuppressiv) wirken. Ziel ist stets, ein gestörtes Immunsystem zu normalisieren und wieder voll funktionsfähig zu machen.

Eine Enzymtherapie beinhaltet aber nicht nur, dass aktive Enzyme mikroorganischen, pflanzlichen oder tierischen Ursprungs eingesetzt werden, sondern auch die Gabe von Enzymeffektoren. Darunter versteht man Inhibitoren (Hemmer) oder Aktivatoren sowie die Applikation kleinmolekularer Enzymbausteine in Form von Metallionen oder Co-Enzymen, zum Beispiel Vitamine, Mineralstoffe wie Magnesium und Spurenelemente wie Selen.

Zur Therapie setzt man hauptsächlich hydrolytische Enzyme ein, Hydrolasen, die zusammengesetzte Verbindungen wie Ester, Peptide und Glykoside unter Einlagerung von Wasser (griech.: hydros = Wasser) spalten können; von dieser Gruppe wiederum die Subgruppe der Proteasen, der eiweißspaltenden Enzyme. Sie werden aus tierischen oder pflanzlichen Geweben sowie aus Mikroorganismen gewonnen und aufwendig gereinigt. Die meisten Hydrolasenpräparate sind Kombinationsmedikamente mit verschieden wirkenden Hydrolasen. Zu den am häufigsten verwendeten hydrolytischen Enzymen gehören:

- Bromelain aus dem Presssaft des Strunks reifer Ananas;
- Papain aus dem Milchsaft (Latex) unreifer Früchte des Papayabaumes (Carica papaya Linné);
- Pankreatin aus dem Pankreas von Schweinen;
- Trypsin, ebenfalls aus der Bauchspeicheldrüse von Schweinen;
- Chymotrypsin aus der gereinigten Vorstufe des sauren Pankreassaftes von Rindern;
- Amylase, ein Enzym der Speicheldrüsen, das auch aus Pilzen gewonnen wird;
- Pepsin, ein eiweißspaltendes Enzym aus der Magenwand, das vor allem in verdauungsfördernden Präparaten verwendet wird. Mit Salzsäure angereichert (klingt schlimmer als es tatsächlich ist), sind Pepsaletten® ideal auf Reisen, um Durchfall und Magenbeschwerden vorzubeugen. Manchen Enzymgemischen wird Rutin beigegeben, eine natürliche Substanz aus der Gruppe der Flavonoide, Pflanzenstoffen, die unter anderem in Zitrusfrüchten, Paprika, Hagebutten und Johannisbeeren vorkommen. Rutin wirkt auf die Kapillaren, stabilisiert die Wände der Blutgefäße, hemmt die Freisetzung von Histaminen und die Oxydation von Adrenalin, beeinflusst die Blut- und Gerinnungszeit und hat entzündungshemmende Effekte. Die hier erhältlichen Mischungen von hydrolytischen Enzymen wurden in zahlreichen Zellkulturuntersuchungen, Tierexperimenten und auch am Menschen erforscht, geprüft, studiert.

Wer auf eine „Enzymtherapie" verzichten sollte

Der bekannte Enzymforscher und Onkologe (Onkologie beschäftigt sich mit der Erforschung und Behandlung von Tumoren bzw. Krebserkrankungen), der Direktor des Krebsforschungsinstitutes an der Universität Wien, Professor Dr. Heinrich Wrba, rät zur Vorsicht mit einer Enzymtherapie in folgenden Fällen:

- Menschen, die unter Allergien, vor allem unter einer Eiweißallergie leiden, sollten auf die Einnahme von Enzympräparaten generell verzichten.
- Vor operativen Eingriffen, bei denen mit größerem Blutverlust zu rechnen ist, sollten Enzympräparate etwa 24 Stunden vorher abgesetzt werden.
- Liegen angeborene Gerinnungsstörungen oder Gerinnungsstörungen im Rahmen eines fortgeschrittenen Leber- und Nierenleidens vor, ist ebenfalls von einer Anwendung abzusehen.
- Bei gleichzeitiger Therapie mit gerinnungshemmenden Substanzen, zum Beispiel Marcumar, muss auf jeden Fall der Arzt befragt weden, um unter Umständen die Dosierung neu einzustellen.
- Medikamente, die die Aggregation der Blutplättchen hemmen (Thrombozytenaggregationshemmer, z. B. ASS = „Aspirin") können durch Enzyme in ihrer Wirkung verstärkt werden.
- Während der Schwangerschaft ist jede medikamentöse Therapie kritisch abzuwägen, besonders im ersten und letzten Schwangerschaftsdrittel.

Prinzipiell gilt: Enzyme haben so gut wie keine Nebenwirkungen und können unbedenklich eingenommen werden. Wer jedoch wegen eines schwereren Leidens in ärztlicher Behandlung ist und/oder ständig bestimmte Medikamente nimmt (beispielsweise bei chronischen Erkrankungen), sollte eine Enzymtherapie (wie auch die Einnahme anderer Medikamente) auf jeden Fall mit seinem Arzt abklären. Normalerweise können Enzyme mit allen Medikamenten oder Therapieverfahren kombiniert werden; jedoch sind sie in der Lage, die Wirkung oder Aufnahmefähigkeit anderer Medikamente zu erhöhen. Oder sie können – was im Folgenden noch beschrieben wird – bestimmte Medikationen ersetzen oder helfen, aus dieser oder jener Therapie (mit Nebenwirkungen) auszuschleichen.

Sprechen Sie vor einer Enzymtherapie mit Ihrem Arzt

Machen Enzyme schlank?

Spätestens jedes Frühjahr preisen diverse Magazine Enzyme als Schlankmacher und Kilofresser an. Das ist Unsinn! Enzyme helfen nicht beim Fettabbau! Wer abnehmen will, muss seine Ernährung umstellen – weniger Fett –, sich mehr bewegen und weniger essen.

Mit einer Enzymtherapie verlieren zwar Menschen mit ausgedehnten Ödemen (Ansammlungen von Gewebswasser) zunächst an Gewicht. Das passiert, weil bestimmte Enzyme die Wasserausscheidung fördern. Besonders hilfreich ist diese Entwässerung bei prämenstruellen Stauungen, weil so auch Schmerzen verschwinden. Eine Gewichtsreduktion im Sinne von Fettabbau bewirken die Enzyme jedoch nicht, im Gegenteil, sollten sie fälschlicherweise zu den Mahlzeiten eingenommen werden, verwerten sie die Nahrung sogar besser. Vor allem bauen sie kein Übergewicht ab. Enzyme machen aber wieder fit. Und wer sich wohl fühlt, bewegt sich üblicherweise mehr und kompensiert seine Frustration nicht mehr durch übermäßiges Essen.

Überleben dank Immunsystem

Spätestens seit das HIV (Humanes Immundefizienz Virus) als ein das Immunsystem angreifendes Virus und AIDS als Immunschwächekrankheit erkannt wurden, ist der Begriff „Immunsystem" jedem geläufig. Doch was ist ein Immunsystem eigentlich?

Leben und vor allem Überleben beinhaltet die tägliche Auseinandersetzung mit Krankheitserregern aller Art, mit Schadstoffen, Allergenen, Strahlung, aber auch mit körpereigenem „Abfall" wie Stoffwechselprodukten, infizierten, funktionslosen oder entarteten Zellen und – mit der Zeit. Für diesen Kampf entwickelte sich beim Menschen wie auch bei Tieren und Pflanzen im Laufe der Evolution ein einzigartiges Verteidigungs- und Reparatursystem: das Immunsystem.

Das Immunsystem ist eine äußerst komplizierte Einrichtung, die im Folgenden vereinfacht erklärt werden soll – um zu verstehen, wo und wie Enzyme wirkungsvoll eingreifen können. Das Immunsystem ermöglicht dem Körper, sich in der Umwelt zu behaupten und sich selbst vor Entartungen zu schützen. Wird es auf irgendeine Weise angeregt oder unterstützt, so kann der Organismus besser die Gesundheit bewahren oder die Person heilen, wenn sie krank ist. Denn nicht die Medizin heilt, sondern sie unterstützt nur den Heilvorgang des Immunsystems. Das menschliche Immunsystem ist dazu da, körperfremde Substanzen (Antigene) abzuwehren und den Organismus zu schützen. Dies beinhaltet viele Aufgaben: Zunächst muss das Immunsystem alles registrieren, was fremd ist und nichts im Organismus zu suchen hat. Dann muss es unterscheiden zwischen gesund und krankmachend, lebendig und tot. Es sollte also nicht nur auf von außen kommende Eindringlinge reagieren, sondern auch auf krankhafte Vorgänge im Körper: Eine entartete Zelle zum Beispiel, die zu einem Tumor heranwachsen könnte, sollte vernichtet werden, obwohl sie Teil des eigenen Körpers ist. Sie muss wie ein vernichteter fremder Eindringling anschließend auch „entsorgt" werden. Das Immunsystem hat also einen äußerst komplexen und vielschichtigen Aufgabenbereich, zusammengefasst unter dem Begriff Immunabwehr.

Wie setzt sich das Immunsystem zusammen?

Das menschliche Immunsystem setzt sich aus Zellen, Eiweißkörpern und Organen zusammen, die an verschiedenen Stellen des Körpers in drei Funktionskreisen gebildet und wirksam werden:

1. Die für die Antikörperbildung (griech.: anti = gegen) zuständigen Immunozyten (Immunzellen) werden im Knochenmark gebildet.

2. Je nach Ort, wo sie ausreifen oder geprägt werden, unterscheidet man zwei Zelltypen: die vom Thymus beeinflussten T-Lymphozyten oder T-Zellen, die, ohne Antikörper zu bilden, für die Immunität der Zellen verantwortlich sind, und in Killerzellen (z. B. zur Krebsabwehr, daher auch die medizinische Bezeichnung „zytotoxische Zellen") umgewandelt werden können; zum anderen die von den im Darmbereich liegenden Lymphgefäßen abhängigen B-Lymphozyten oder B-Zellen.
3. Als weitere Abwehrstellen können die Milz, die Lymphknoten, die Tonsillen (Rachenmandeln), der Appendix (Wurmfortsatz des Blinddarms) und die Peyer-Plaques (Anhäufungen von Lymphfollikeln) im Dünndarm genannt werden.

Die Abwehr wird außerdem unterstützt durch die Makrophagen (Fresszellen) und Granulozyten (Hauptbestandteil der Leukozyten, der weißen Blutkörperchen), die Infektabwehr durch das Komplementsystem (ein Enzymsystem im Blut, das die Wirkung der Antikörper vervollständigt beziehungsweise komplementiert; es wird auch als „humorale Immunabwehr" bezeichnet) und Properdin (Protein des Blutplasmas, das die Abwehrfunktion des Komplementsystems in Gang setzt). Bei Bedarf muss das Immunsystem ganze Scharen von identischen Zellen aufbringen, damit der Organismus sich erfolgreich gegen Viren, Bakterien, Pilze, Parasiten, Gifte, Fremdeiweiß und eigene entartete Zellen schützen kann. Eine derartige Massenvermehrung steuert das Interleukin 2, eine im Immunsystem gefundene Substanz, die wie ein Hormon wirkt. Das Immunsystem ist also ein über den ganzen Körper verteiltes, komplexes Netzwerk von spezialisierten Zellen und Organen. Funktioniert es nicht, kann dies eine Reihe von chronischen Erkrankungen induzieren, von Allergien bis zu Arthritis, vom Chronic Fatigue Syndrome (CFS) über Krebs oder Rheuma bis zu AIDS. Als einziges Organ neben dem Gehirn ist das Immunsystem in der Lage, Informationen zu speichern. Hier „arbeiten" Immun- und Nervensystem (zum Beispiel „Schmerzgedächtnis") zusammen. Beide verstehen und beherrschen die „Sprache" des anderen und reagieren darauf, was für die Erkennung und Therapie von Erkrankungen von enormer Bedeutung ist. Das „Gehirn" des Immunsystems ist die Thymusdrüse, die hinter dem Brustbein liegt. Jeder der beiden Thymuslappen ist in kleinere Läppchen unterteilt, die durch Bindegewebstrabekel voneinander getrennt sind. Dort befindet sich das „Trainingslager" des Immunsystems. Innerhalb der Thymusläppchen sind die reifenden T-Zellen (Thymozyten) in einer äußeren Rindenschicht (Cortex) und einer inneren Markzone (Medulla) angeordnet. Obwohl die Funktion des Thymus noch nicht vollständig geklärt ist, weiß man jedoch, dass der Thymus und das von ihm produzierte Hormon Thymosin am Wachstums- und Alterungsprozess sowie an der Entwicklung des Immunsystems beteiligt ist.

Ein nicht funktionierendes Immunsystem kann chronische Krankheiten verursachen

Säuglinge werden mit einer großen Thymusdrüse geboren. Sie wächst während der Kindheit weiter und erreicht in der Pubertät ihr größtes Volumen. Ihre Alterung (Immunseneszenz) beginnt bereits im frühen Erwachsenenalter: Der Thymus (siehe „Weiterführende Literatur“) fängt zu schrumpfen und zu verfetten an. Bis zum Alter von 45 Jahren reduziert sich die Drüse um etwa 85 %. Bei älteren Menschen oder bei Menschen, die schwere Infektionen oder ungewöhnlich starken Stress durchgestanden haben, ist die Thymusdrüse winzig klein, der Thymosinspiegel im Blut entsprechend niedrig. Nach dem 60. Lebensjahr sind noch etwa 5 % Restgewebe vorhanden. Dadurch verliert die Immunantwort mit dem Alter zunehmend an Präzision, die Unterscheidung zwischen fremd und eigen wird schwierig. Die Immunantwort gegen Infektionserreger und entartete Zellen wird immer schwächer, dafür das Risiko der Entwicklung schwerer Infektions- und Tumorerkrankungen immer höher.

Junge Tiere, denen man das Bries (Thymus) entfernt hatte, nahmen Organtransplantationen ohne die sonst üblichen Abwehrreaktionen an. Als man den Tieren jedoch Extrakte der Thymusdrüse injizierte, regte dies die Produktion von Lymphozyten (weißen Blutkörperchen) an und die Transplantate wurden abgestoßen. Es mag nun im ersten Moment sehr vorteilhaft scheinen, keine Thymusdrüse und damit nach einer Transplantation keine Abstossungsreaktionen zu haben, bis man sich klar macht, wie wichtig für den Menschen seine spezielle und individuelle Immunabwehr ist. Kinder mit einer angeborenen Thymusdrüsenstörung sind beispielsweise unfähig, auf normalem Weg eine Erkältung selbst auszuheilen, weil sie nicht im Stande sind, Infektionen abzuwehren.

Das Immunsystem enthält also verschiedene Zelltypen mit jeweils unterschiedlichen Aufgaben. Von den Lymphozyten gibt es die zwei Haupttypen, die B- und die T-Zellen. Sie werden zunächst als primitive Stammzellen aus dem Knochenmark gebildet und teilen sich erst dann in T- und B-Zellen.

Die T-Zellen bekommen – wie schon erwähnt – ihre Spe-

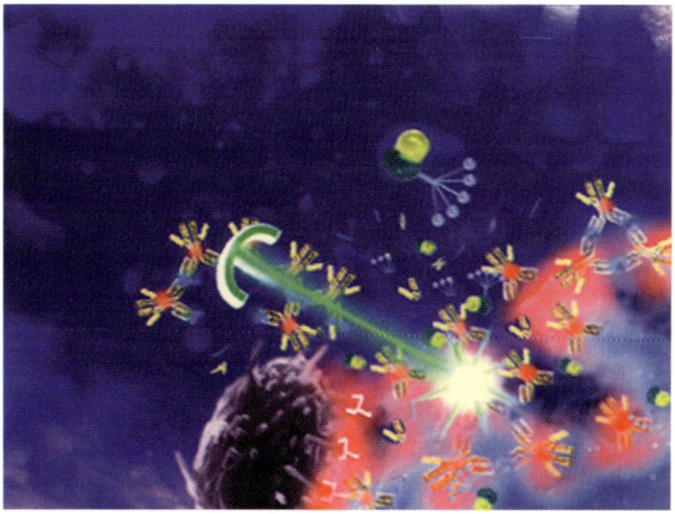

Antikörper gegen das Knorpelgewebe und Immunkomplexe lagern sich an das Knorpelgewebe an. Sensibilisierte zellzerstörende T-Lymphozyten greifen zusätzlich an und zerstören es. Eine floride Entzündung entsteht. Enzyme spalten die Autoantikörper sowie Immunkomplexe, lösen sie aus dem Gewebe und vermindern so die Komplementreaktion.

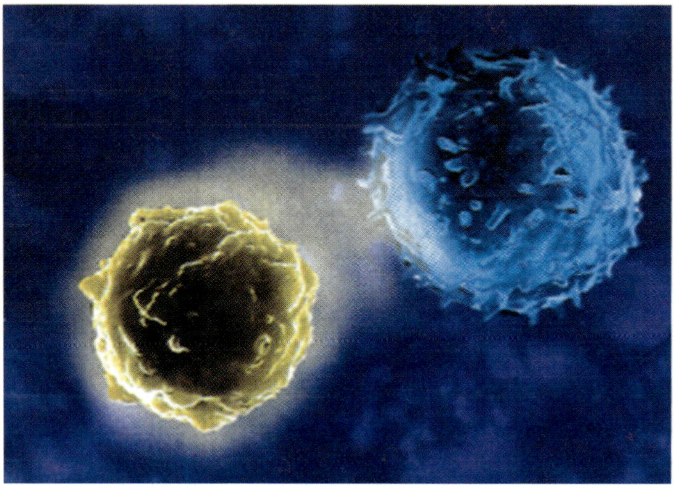

Helfer-T-Zelle (gelb) stimuliert B-Lymphozyten zur Antikörperproduktion.

zialausbildung in der Thymusdrüse – daher auch das „T". Und die B-Zellen? Man weiß es (noch) nicht so genau. Sie ähneln jedenfalls den T-Zellen, greifen allerdings die Erreger nicht direkt an; vielmehr werden sie, angeregt durch ein Antigen, zu Plasmazellen, die Antikörper gegen die fremden Eindringlinge produzieren. T-Zellen sind eine Art Nahkampfspezialisten, die keine Antikörper bilden. Sie reagieren aber wie die B-Zellen auf einen Antigen-Reiz, indem sie innerhalb ihrer immunologischen Funktion Moleküle freisetzen. Je nach Art der Moleküle unterscheidet man nun wiederum zwei Arten von T-Zellen: Die T-Helferzellen und die zytotoxischen T-Zellen. Letztere, im wahrsten Sinne des Wortes Killer-Zellen, umzingeln, attackieren, zerstören, fressen oder inaktivieren die Eindringlinge in den Körper.

Wichtig für das Immunsystem sind neben dem Thymus natürlich auch die Lymphorgane, denn in ihnen entstehen und wachsen die Lymphozyten heran. Von diesen schwimmen ungefähr eine Trillion im Körper herum und ihre Hauptaufgabe ist, die Aktivitäten des Immunsystems zu vertreten. Die B-Lymphozyten stellen mit Hilfe und unter Kontrolle einer spezifischen T-Helferzelle Antikörper her. Die T-Lymphozyten könnte man als Führungselite der Abwehrzellen bezeichnen. Sie besitzen – dank der „Schulung" in der Thymusdrüse – eine Unterscheidungsfähigkeit, die sie an andere Abwehrzellen weitergeben können. So speichern sie beim ersten Kontakt Informationen über einen Eindringling und veranlassen beim zweiten Kontakt die rasche Bildung von speziellen T-Lymphozyten. Sie sind fähig, als Killer-Lymphozyten fremde Zellen zu erkennen und sie zu vernichten. Das heißt, ein richtig funktionierendes Immunsystem kann zwischen „eigen" und „fremd" unterscheiden. Es kann sich an frühere Erfahrungen erinnern und entsprechend reagieren. Das Immunsystem erkennt also nicht nur Millionen von charakteristischen Fremdmolekülen, sondern es kann auch eine Immunantwort geben, wobei es zwischen der unspezifischen angeborenen und der spezifischen erworbenen unterscheidet. Unter seinem Kommando steht ein hochentwickeltes Aufgebot an „Waffen" und sein Erfolg hängt von einem unglaublich ausgeklügelten Kommunikationsnetzwerk ab: Bei der unspezifischen Immunantwort beschäftigen sich vor allem gelöste Stoffe wie Proteine, Fresszellen (Phagozyten) und neutrophile Granulozyten mit der Erregerabwehr. Und wenn das nicht funktioniert?

Wenn das Immunsystem verrückt spielt

Ob allergisches Asthma, Heuschnupfen oder atopisches Ekzem, Nahrungsmittel- oder Insektengiftallergie – alle diese Erkrankungen haben eines gemeinsam: Es handelt sich um die Folge einer Störung, um krankmachende Überreaktionen des Immunsystems. Bei AIDS (Acquired Immuno Deficiency Syndrome), der erworbenen Immunschwäche, handelt es sich nicht um eine eigenständige Krankheit, sondern um eine Ansammlung ganz unterschiedlicher Erkrankungen, die den Körper vor allem deswegen befallen haben, weil hier die Immunabwehr nicht mehr funktioniert. Denn das Human-Immunschwächevirus (HIV) infiziert nicht nur Makrophagen (Fresszellen), sondern auch T-Helferzellen. So werden beim Erkrankten genau die Zellen ausgeschaltet, die zur Errichtung einer wirksamen immunologischen Abwehrfront entscheidend sind. Damit werden AIDS-Patienten für jeden Erreger, mit dem sie in Kontakt kommen, anfällig.

Auseinandersetzungen zwischen Immunsystem und Fremdstoffen laufen von Geburt an bei jedem Menschen ab. Sie gehören zur normalen Entwicklung des reifenden Immunsystems, bei der sich eine immunologische Toleranz ausbildet. Es gibt jedoch rund achtzig verschiedene Erkrankungen des Immunsystems. Bei etwa jedem vierhundertsten Menschen liegt mindestens eine abgeschwächte Immunkomponente vor, meist genetischer Ursache. Bei einem von zehntausend Menschen führt der Immundefekt zu gefährlichen Störungen wie etwa der schweren kombinierten Immundefektkrankheit (SCID), bei der B- und T-Lymphozyten fehlen. Der bekannteste Patient mit SCID, so berichtet der AIDS-Spezialist Dr. Hans Jäger („Therapiechancen bei AIDS“), war ein texanischer Junge namens David, der zwölf Jahre in einem keimfreien Zelt lebte. Er starb 1984, vier Monate nach dem Versuch, per Knochenmarktransplantation immunkompetente Zellen von einem Spender auf ihn zu übertragen.

Allergien basieren auf einer Überreaktion des Immunsystems

Manchmal reagiert das Immunsystem auch auf Pollen, Proteine im Hausstaub, bestimmte Duftstoffe, Medikamente oder andere Substanzen, die normalerweise keine Reaktion hervorrufen, jedoch beim Allergiker zum Teil lebensbedrohliche Komplikationen wie Asthmaanfälle auslösen können. Im Gegensatz zur Unterfunktion bei der Immunschwächekrankheit basieren Allergien auf einer drastischen Überreaktion des Immunsystems. Dabei produziert das Abwehrsystem auch Antikörper, die als Immunglobulin E bezeichnet werden und Trägersubstanzen für bestimmte chemische Reaktionen sind. Dadurch wird unter anderem Histamin freigesetzt, eine Substanz, die zur Erweiterung der

Blutgefäße, zur Entzündung, Schwellung und Rötung als allergische Reaktion führt. Mit Antihistaminika, also histaminblockierenden Substanzen, oder auch mit Cortison, einem Hormon aus der Nebennierenrinde, kann in derartigen Fällen fast immer erfolgreich geholfen werden. Oft liegt eine – ebenfalls genetisch bedingte – Überempfindlichkeit zu Grunde, man spricht dann von einer atopischen Erkrankung.

Was sind Autoimmunkrankheiten?

Hat das Immunsystem eine seiner wichtigsten Fähigkeiten verloren, nämlich zwischen körpereigenen und körperfremden Zellen zu unterscheiden, entstehen so genannte Autoimmun- beziehungsweise Autoaggressionserkrankungen. Zum Ausbruch einer Autoimmunkrankheit kommt es bei einem genetisch prädisponierten Menschen erst durch weitere auslösende Faktoren. Hier sieht das Immunsystem fälschlicherweise eigene Zellen als Feinde oder Eindringlinge an und greift sie an. Die Entzündung der Schilddrüse (Hashimoto-Thyreoiditis), der Typ-1-Diabetes (siehe „Weiterführende Literatur"), den selbst Kleinkinder bekommen können, die Muskelerkrankung Myasthenia gravis, die Multiple Sklerose, die Rheumatoide Arthritis und der so genannte Systemische Lupus erythematodes (SLE), aber auch chronische Nierenentzündungen (Glomerulonephritis) oder chronisch entzündliche Darmerkrankungen wie Colitis ulcerosa und Morbus Crohn sind solche autoimmune Erkrankungen, Resultate einer Fehlinterpretation des Immunsystems. Typisch für einige dieser Krankheiten ist die Erhöhung so genannter zirkulierender Immunkomplexe (CIC).

Die Behandlung von Autoimmunerkrankungen ist ziemlich kompliziert. Denn einerseits benötigt man ein Medikament, mit dem das Immunsystem gehindert werden soll, in die falsche Richtung zu arbeiten, andererseits braucht man Substanzen, mit denen die Entzündung unterdrückt werden soll. Gibt man einem Patienten ein die körpereigene Abwehr unterdrückendes, so genanntes immunsuppressives Präparat wie beispielsweise Cortison, geht es dem Patienten zunächst etwas besser. Die Antikörper werden reduziert und verbinden sich seltener mit den Antigenen. Andererseits wird damit die natürliche Abwehrkraft auf Dauer so sehr geschwächt, dass der Organismus allen weiteren Angriffen von anderen Antigenen wehrlos gegenübersteht. Zudem erhöht sich das Risiko, an Krebs zu erkranken, wenn man Immunsuppressiva über einen längeren Zeitraum einnimmt – ganz abgesehen von anderen zum Teil schwerwiegenden Nebenwirkungen.

Entzündungshemmende Medikamente lindern die Schmerzen, aber behandeln nicht die Ursachen

Die bei immunkomplexbedingten Krankheiten häufig verordneten entzündungshemmenden Medikamente (Antiphlogistika) unterdrücken die Entzündung, da sie in den Entzündungsmechanismus eingreifen, und lindern die mit einer Entzündung verbundenen Schmerzen. Doch die vorhandenen Immunkomplexe werden damit nicht eliminiert, da nur die Symptome, jedoch nicht die Ursache behandelt wird. Eine dritte Methode ist, die Immunkomplexe aus dem Blut zu „waschen", ehe sie sich festsetzen und noch mehr Unheil anrichten können. Ursprünglich hatte man festgestellt, dass es dialysepflichtigen Nierenkranken, die zugleich an einer immunkomplexbedingten Krankheit litten, nach der Dialyse stets besser ging.

Inzwischen wird die Blutwäsche (Apherese, Plasmapherese) bei verschiedenen Erkrankungen und zur Entgiftung eingesetzt, wie bei einer ererbten Hypercholesterinämie oder bei Multipler Sklerose. Das Verfahren ist oft lebensrettend, allerdings zeitaufwendig und teuer sowie mit einigen Nebenwirkungen verbunden (Allergien, Kalziummangel, Abfallen des Blutdrucks, Blutgerinnungsstörungen usw.). Außerdem muss es bei immunkomplexbedingten Krankheiten in regelmäßigen Abständen wiederholt werden, was für den Patienten sehr anstrengend ist. Hydrolytische Enzyme sind in der Lage, Immunkomplexe zu knacken. Doch was versteht man überhaupt unter „Immunkomplexen" und „immunkomplexbedingten" Krankheiten?

Immunkomplex ist nicht gleich Immunkomplex

Immunkomplexe entstehen, wenn das Immunsystem in den Körper eingedrungene Fremdkörper wie Bakterien oder Viren mit spezifischen Waffen, nämlich den jeweiligen Antikörpern bekämpft. Diese greifen den Eindringling an, heften sich an ihn und lähmen ihn. Das heißt, ein bestimmter Antikörper hat ein entsprechendes Antigen gebunden, wodurch ein Immunkomplex entstanden ist. Eigentlich wäre nun alles in Ordnung. Denn der Antikörper hat das Antigen erkannt – der Beweis für eine funktionierende Abwehr. Nur sind Antikörper meist ziemlich klein und die bösen Antigene groß, weshalb nicht immer alles so glatt abläuft, wie es sollte. Zum Beispiel kann sich der Antikörper nur mit einem Greifarm am Antigen festklammern und mit dem anderen am nächsten Feind: Es kommt zu Zusammenballungen von Antikörpern und Antigenen, den Immunkomplexen.

Auch das wäre weiter nicht schlimm, weil normalerweise diese Klumpen von den Makrophagen (Fresszellen) aufgenommen und entsorgt werden. Kommen nun aber weitere Antikörper mit dem kleinen Immunkomplex in Kontakt, solange er noch im Blut oder in der Lymphe herumschwimmt, heften auch die sich an, während sie weiter nach Antigenen greifen. Der Klumpen aus Antikörpern und Fremdkörpern wird immer größer, und wenn die Makrophagen aus irgendeinem Grund gerade überbeschäftigt sind, bleibt der Immunkomplex an irgendeiner Gewebswand kleben, dringt in das Gewebe und lagert sich dort ein. Möglicherweise ist der Immunkomplex auch schon so groß und dick geworden,

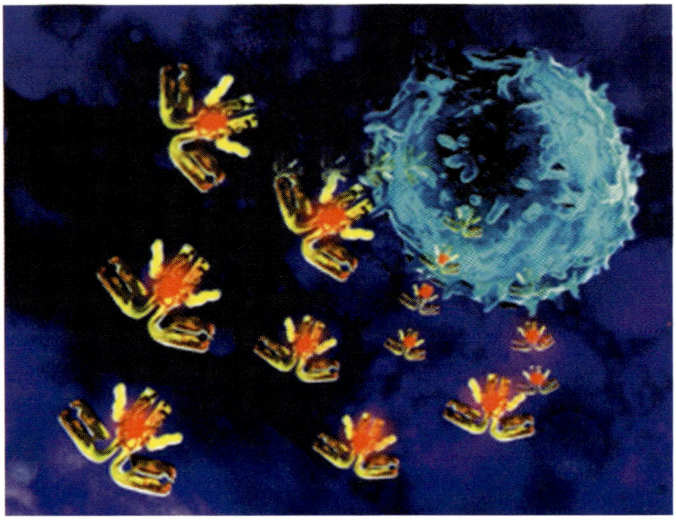

Nach der Stimulation durch die Helfer-T-Zelle produziert der T-Lymphozyt Antikörper. Die Antikörper haben noch kein Antigen gebunden. Die C_H2-Region der Antikörper ist rötlich markiert.

dass er nur schwierig entsorgt werden kann. Er blockiert dann das Entsorgungssystem. Je mehr Immunkomplexe im Gewebe, im Blut oder in der Lymphe schwimmen, desto mehr werden die Makrophagen in ihrer Aktivität gehemmt.

Solche Immunkomplexe machen krank: Sie fördern Entzündungen, weil sie bestimmte Komplementproteine aktivieren und die Fibrinbildung ansteigen lassen, und sie hemmen die Immunzellen. Denn die zellzerstörenden Immunzellen starten einen Angriff auf das mit den Immunkomplexen „markierte" Gewebe, und daraus entstehen fast immer chronisch-entzündliche Erkrankungen. Hinzu kommt, dass sich die krankmachenden Immunkomplexe an bestimmten Molekülgruppen von Rezeptoren gesunder Zellen anlagern. Damit werden gesunde Zellen als „fremd" markiert und direkt von zellzerstörenden (zytotoxischen) Zellen bekämpft.

Enzyme bauen krankmachende Immunkomplexe ab

Hier können hydrolytische Enzyme exzellent helfen: Zum einen lösen sie die krankmachenden Immunkomplexe vom Gewebe, spalten und zerkleinern sie und schleusen sie so zurück in die Blutbahn. Gleichzeitig hemmen sie eine Neubildung. Außerdem verhindern sie, dass die Immunkomplexe Schaden anrichten. Sie unterbinden nämlich deren Kontakt mit dem Komplementsystem und somit das Auslösen des eigentlichen Entzündungsvorganges. Dadurch, dass sie den Immunkomplex von den Zellen abspalten, ist deren Markierung als Feind wieder aufgehoben und sie bleiben von einem Angriff durch die eigene Immunabwehr verschont.

Enzyme wie Papain, Pankreatin, Trypsin, Lipase, Amylase usw. sind in der Lage, die im Gewebe gelagerten Autoantikörper und Immunkomplexe wieder von den Rezeptoren der Zellen zu lösen. Dabei kommt es, was sich bei einer Blutuntersuchung feststellen lässt, zunächst zu einer Zunahme von Immunkomplexen im Blut. Aus mehreren großen Immunkomplexen werden viele kleine. Je konzentrierter die Enzyme eingebracht werden, desto mehr Immunkomplexe werden zerstört. Aus diesem Grund verordnen Ärzte, die sich mit der Enzymtherapie befassen, oft eine so genannte Stoßtherapie: Einige Tage lang werden extrem viele Enzyme in den Organismus gebracht, damit möglichst schnell der größte Teil der Immunkomplexe und Autoantikörper zerstört werden. Es handelt sich hier um eine sehr natürliche Art, das Immunsystem wieder in Ordnung zu bringen.

Doch Enzyme können noch mehr – beispielsweise Viren direkt angreifen.

Enzyme bekämpfen Viren

Es kreucht nicht, fleucht nicht, es ist nicht essbar und auch sonst von keinerlei Nutzen, unter dem Mikroskop betrachtet noch nicht einmal lebendig – es handelt sich sozusagen um einen üblen Scherz der Schöpfung. Das Virus ist ein Wesen, das nur mit Hilfe eines anderen Lebewesens existiert – dann aber brutal. „Weil man Viren nur dadurch erkennt, dass sie Krankheiten oder andere pathologische Veränderungen hervorrufen, bleibt die Existenz von gutartigen Viren eine bloße Vermutung. Es ist bisher kein Virus bekannt, das Gutes bewirkt", schrieb einmal der Nobelpreisträger *Peter Medawar*.

Was ist ein Virus?

Man weiß es nicht genau: Sind Viren nun lebende Organismen oder unbelebte organische Materie? Im Gegensatz zu höher entwickelten Mikroorganismen wie Bakterien, Pilzen oder Einzellern haben sie nämlich keinen eigenen Stoffwechsel. Für ihre Existenz und Vermehrung sind sie auf einen „Wirt" angewiesen, da sie sich auch nicht aus sich heraus vermehren können. Viren besitzen keinen Fortbewegungsmechanismus und keine Wahrnehmung. Doch sie sind nicht tot, denn sie dringen aktiv in fremde lebende Zellen ein und zwingen diese, ihrem mitgebrachten Bauplan entsprechende Virusnachkommen zu produzieren. Dabei geht die infizierte Zelle zu Grunde und die darin produzierten neuen Viren werden frei. Eine andere Variante besteht darin, dass das Virus sein eigenes Erbmaterial einfach in das der Zelle einbaut und sich so mit der normalen Zellteilung vermehrt. Auf diese Weise getarnt, wird es weitervererbt und tritt unter Umständen erst nach Jahren wieder als Krankheitsauslöser in Erscheinung.

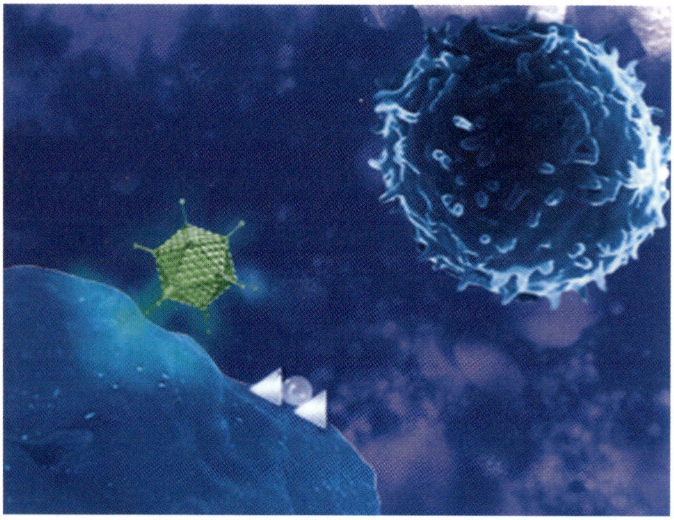

Ein Virus (grün) nähert sich einer Körperzelle (links unten). Die Körperzelle hat eine Antigenstruktur, die der Immunzelle (rechts oben) bekannt ist.

Und damit müssen die Welt und der Mensch, seit es ihn auf der Erde gibt, nun leben: mit Herpes, Grippe, Röteln, Mumps und Masern, mit Tollwut, Dengue-, Ebola- oder Lassafieber, mit der Virushepatitis und mit AIDS. Ob Mensch, Tier oder Pflanze, kaum ein Lebewesen, das nicht von einem höchst persönlichen Virus befallen werden kann. Selbst die als Krankheitskeime gefürchteten Bakterien können von Viren, so genannten Bakteriophagen – Bakterienfresser also –, heimgesucht werden.

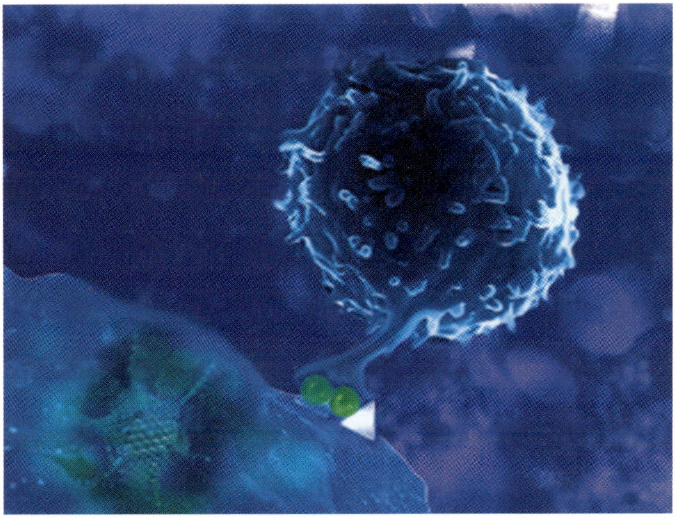

Das Virus ist in die Zelle eingedrungen. Dabei hat sich die Antigenstruktur auf der Zelloberfläche verändert.

Egal, ob tot oder lebend, diese winzigen Wesen, die erst mit Hilfe eines Elektronenmikroskops sichtbar werden, sind wohl die gefährlichsten Feinde für die Gesundheit des Menschen. Besonders fatal – Viren lassen sich nicht mit Medikamenten besiegen.

Üblicherweise bestehen Viren aus einem Minimum an Erbinformation: Entweder enthalten sie ein kurzes Stück Desoxyribonukleinsäure (DNS, engl. DNA) oder Ribonukleinsäure (RNS, engl. RNA), verpackt in eine Hülle aus schützendem Eiweiß. Doch sogar sie fehlt manchmal. Viroide, die kleinsten bekannten Viren, sind vollkommen bloß und bestehen „nur“ aus etwa 400 ringförmig angeordneten RNS-Bausteinen. Wichtig dabei ist die Reihenfolge, die Sequenz der Bausteine, wie man in den achtziger Jahren im Max-Planck-Institut für Biochemie in Martinsried bei München entdeckte. Die andere Gemeinsamkeit von Viren ist, dass sie nicht über die für Wachstum und Teilung er-

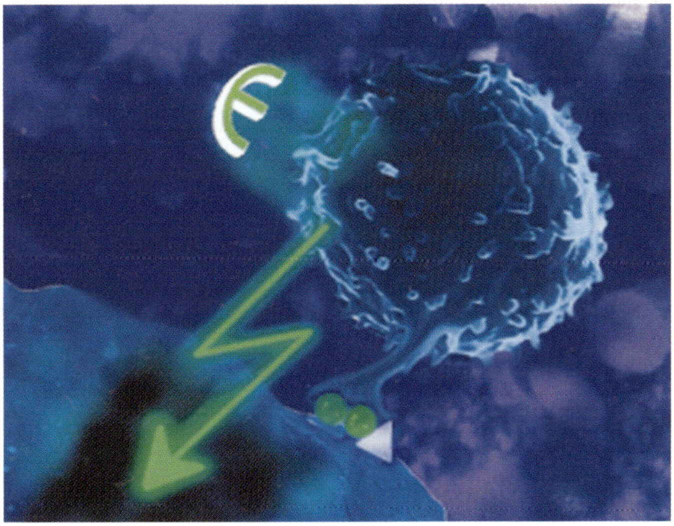

Enzyme stimulieren die zellzerstörenden T-Lymphozyten sowie die Makrophagen. Die Immunzelle überprüft die Antigenstruktur der infizierten Körperzelle, erkennt sie als fremd und zerstört sie.

forderlichen Enzyme verfügen, sondern dafür Wirtszellen benötigen. Deshalb dringen sie stets extrem rasch zu ihren „Wirtszellen“ vor und infizieren die jeweilige Zelle, um sich zu vermehren. Und da gegen diese winzigen Killer kein Kraut gewachsen und es der Medizin bisher nicht gelungen ist, Viren gezielt zu bekämpfen und sie wieder aus dem Körper zu entfernen, kann nur das Immunsystem mit ihnen fertig weden. Es besitzt – vorausgesetzt, es ist intakt – die Fähigkeit, das Virus zu erkennen und zu vernichten, bevor es eine Zelle besetzt. Dennoch bleiben dabei oft Zellbruchstücke oder krankmachende Verbindungen übrig.

Ein intaktes Immunsystem bildet Antikörper gegen Viren

Was macht das Immunsystem mit Viren? Es bildet Antikörper gegen den Eindringling, genauer ausgedrückt, gegen eiweißhaltige Virusbestandteile. Dadurch werden die Viren an ihrer Vermehrung gehindert. Bis Antikörper gebildet sind, kommt es zu den Symptomen der jeweiligen Virusinfektion wie Fieber, Ausschlag, allgemeine Abgeschlagenheit, Gliederschmerzen und so weiter, wie das von Röteln, Masern, Windpocken und ähnlichem bekannt ist. Sobald jedoch Antikörper gebildet sind, besteht eine lebenslange Immunität gegen die jeweilige Virusart. Dringt also irgendwann später die gleiche Gattung Viren wieder in den Organismus ein, wird sie sofort „abgefangen“ und kann sich erst gar nicht vermehren. Bei bestimmten Schutzimpfungen macht man sich dies zu Nutze: Man regt das Immunsystem per „vorgetäuschter“ Infektion mit abgetöteten oder nicht vermehrungsfähigen Viren zur Antikörperbildung an und erhält so eine lebenslange Immunität gegen jene spezielle Sorte von Viren. So weit, so gut – , wenn alles so unkompliziert wäre. Viren haben nämlich in einem Punkt eine Ähnlichkeit mit Enzymen: Keiner weiß, wie viele es gibt!

Der endlose Kampf Mensch gegen Schnupfen

Ein typisches Beispiel ist der „banale“ Schnupfen. Das Schnupfenvirus lagert sich an bestimmte Strukturen der Oberfläche von Nasenschleimhautzellen an und wird von diesen „verschluckt“ (Pinocytose). Nun entledigt die Zelle den eingedrungenen Feind seiner Eiweißhülle – damit ist ihr Schicksal besiegelt. Denn das Schnupfenvirus kennt nur ein Ziel: seine eigene massenhafte Vermehrung. Die besteht aus drei Schritten. Zunächst zwingt das Virus die Zelle dazu, ein Enzym herzustellen, welches das viruseigene RNS-Molekül wieder und wieder vervielfältigt. Dann lässt es Hemmstoffe fabrizieren, um die zelleigene Stoffproduktion lahmzulegen. Und schließlich steuert die Virus-RNS die Herstellung neuer Eiweißhüllen, die sich um das Viruserbgut legen und so neue Schnupfenviren ergeben. Diese Nachkommen verlassen zu Tausenden die ausgebeutete Zelle, die nun zugrunde geht, und suchen sich neue Opfer. Doch zum Glück besitzt die Natur ein paar Schutzmechanismen. So gehört die menschliche Nasenschleimhaut zu den am besten durchbluteten Geweben des Körpers. Sorgt der Besitzer einer infizierten Nase dafür, dass er sich nicht verkühlt, gedeihen die Viren bei den 37° C der Nasenschleimhaut nur spärlich. Flimmerhärchen sorgen zudem dafür, dass die Viren über den Rachen in den Magen-Darm-Trakt gelangen, wo ihnen das saure Milieu rasch den Garaus macht. Außerdem fallen auch die Zellen des Immunsystems, allen voran die Makrophagen, über die Fremdkörper her. Sie produzieren Botenstoffe und signalisieren dem Gehirn, die Körpertemperatur heraufzusetzen. Fieber bekommt den Viren schlecht. Und selbst wenn sie sich bereits auf Zellen gestürzt haben, die massenhafte Vermehrung findet – meist nach sieben Tagen – ein Ende, weil inzwischen das Immunsystem den Feind geortet hat und mit speziellen Abwehrzellen in die Schlacht geht. Der „Feind" ist ein für alle Mal gespeichert und das Immunsystem lebenslang gegen ihn immun – aber nur gegen diesen einen Typ des Rhinovirus. Das erklärt, warum ein älterer Mensch seltener an Schnupfen erkrankt als ein Kleinkind, und auch, warum es keinen Impfstoff gegen Schnupfen gibt. Gegen welchen Typen der Gattung Rhinoviren soll man impfen? Die jährlich angebotene „Grippeimpfung" richtet sich gegen die drei bis vier Viren, die den Vermutungen von Experten zufolge in jenem speziellen Winter die meisten Infektionen auslösen werden. Doch selbst in unseren Regionen existieren über hundert so genannter „Erkältungsviren"; nicht mitgezählt jene aus (sub-)tropischen oder arktischen Gefilden. Viren besitzen noch eine weitere, besonders tückische Eigenschaft: Sie können sich erstaunlich gut anpassen und Varianten bilden. Bis man einen Impfstoff gegen ein spezielles Virus entwickelt hat, hat es sich oft schon verändert (Mutation). Anders als Bakterien, die sich mit Antibiotika wie Penicillin wirksam bekämpfen lassen, sind Viren mit Medikamenten nahezu unangreifbar. Nur das Immunsystem kann mit ihnen fertig werden – und löst dabei gelegentlich eine Autoimmunerkrankung aus, wenn bei der Vernichtung Zellbruchstücke oder krank machende Verbindungen übrig bleiben. Der Kampf gegen Viren ist eine der großen Herausforderungen in der Medizin. Und es ist bis jetzt nicht abzusehen, ob er jemals zugunsten des Menschen entschieden wird.

Was sind Retroviren?

Jenes HI-Virus, welches die Immunschwäche hervorruft, zählt zur Familie der Retroviren, der Sorte Viren, die Erbinformationen in ihrer Wirtszelle ändern und damit bösartige Entwicklungen einleiten. Die Retroviren gehören zur Kategorie der RNS-Viren, die im Gegensatz zum Menschen als genetisches Material RNS (Ribonukleinsäuren) statt DNS besitzen. Lange Zeit nahm man an, dass die Retroviren für den Menschen nicht unbedingt gefährlich sind. Heute weiß man, dass sie beim Menschen, aber auch in der Tier- oder Pflanzenwelt, schwe-

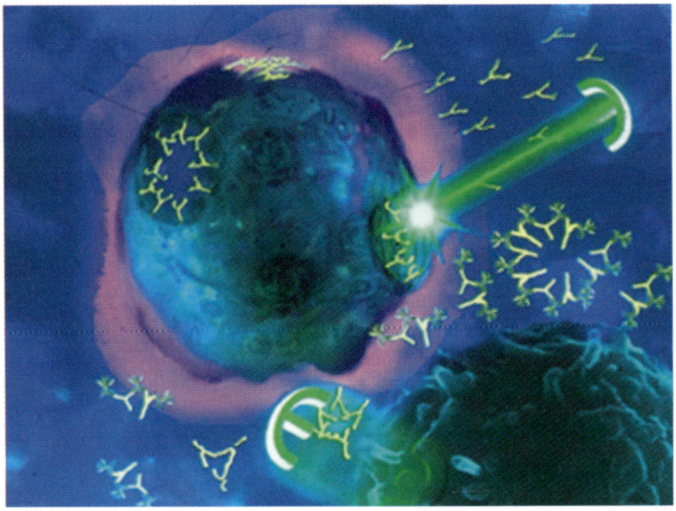

Enzyme spalten die hemmenden Immunkomplexe (zwischen der Immunzelle rechts unten und der Tumorzelle). Enzyme legen die Antigene der Tumorzelle frei, indem sie den Fibrinmantel beseitigen. Sie aktivieren die Immunzelle.

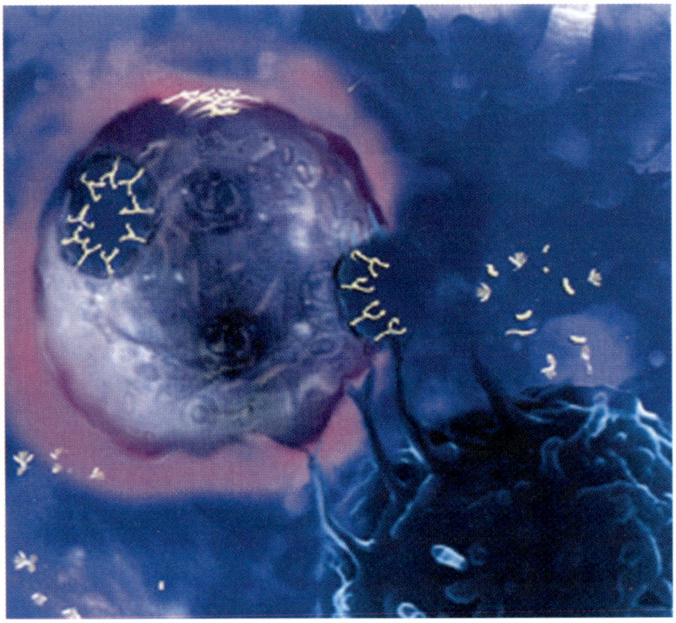

Alle hemmenden Einflüsse sind beseitigt. Die Antigene der Tumorzelle sind freigelegt. Die stimulierte Immunzelle greift die Tumorzelle an.

re krebsähnliche Krankheiten wie Leukämien oder Karzinome verursachen können. Krebs an sich ist jedoch keine „Viruserkrankung“, an seiner Entstehung sind viele Faktoren beteiligt (multifaktorielles Geschehen).

Doch die Retroviren, früher Onkoviren, Leukoviren und auch als Krebs- oder Tumorviren bezeichnet –, haben ein so genanntes onkogenes Potenzial und beteiligen sich an der Entstehung der Tumoren. Sie mogeln sich in das genetische Material gesunder Zellen, verändern mit Hilfe anderer zellschädigender Faktoren das Erbgut und bewirken so eine Zellentartung.

Andererseits kann ein viruseigenes Enzym namens „Reverse Transkriptase“ das Erbgut eines Retrovirus von RNS in DNS verwandeln. Das ist ein kleiner Trost. Ein weiterer: Viren sind zwar Weltmeister im Erfinden neuer Strategien, um das Immunsystem höherer Lebewesen zu unterlaufen. Umgekehrt hat sich aber das Immunsystem im Laufe der Entwicklungsgeschichte immer wieder gegen Viren und andere Feinde behaupten können. Es besitzt nämlich ebenfalls eine gehörige Portion Raffinesse. Hinzu kommt, dass Viren gegen alles mögliche anfällig sind.

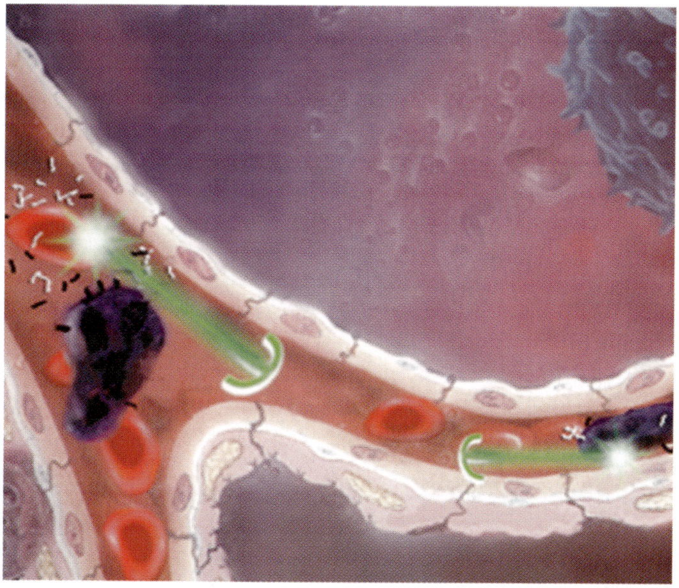

Enzyme verändern die für die Metastasierung notwendigen Rezeptoren oder verhindern deren Ausbildung. Damit kann die Tumorzelle nicht an das Gefäßendothel binden. Die Tochtergeschwulstbildung wird verhindert oder zumindest gehemmt.

Manche werden durch bloßes Händewaschen, andere durch Hitze oder Kälte dahingerafft; wieder andere können außerhalb der befallenen Zellen kaum existieren. So stirbt das in Körperflüssigkeiten und im Blut tödliche HI-Retrovirus an der Luft in weniger als einer Minute ab, weshalb AIDS nicht per Händedruck oder auf dem Luftweg übertragen wird (nur durch Körperflüssigkeiten wie Sperma, Blut und möglicherweise Muttermilch). In anderen Fällen dienen Flora und Fauna oft so lange als Wirt, bis jenes spezielle Virus den Menschen wieder zu attackieren beginnt. Was liegt nun näher als Viren mit etwas „Natürlichem“ zu bekämpfen, wenn die vom Menschen entwickelte Chemie bislang versagt, nämlich mit Enzymen? Sie geben dem Organismus in Belastungssituationen, bei malignen Erkrankungen und Virusinfektionen Hilfe für die Abwehr.

Verursachen Viren Autoimmunkrankheiten?

Virusinfektionen lösen unterschiedliche Abwehrreaktionen aus: Zum einen werden infizierte körpereigene Zellen durch Makrophagen oder Killerzellen vernichtet; zum anderen versucht das Immunsystem, freie Viren durch Antikörper zu neutralisieren. Beide Vorgänge führen zur Freisetzung von Zellbruchstücken respektive zur Bildung von Immunkomplexen. Die wiederum lösen ihrerseits neue Abwehrreaktionen aus. Normalerweise stürzen sich Fresszellen sofort auf Immunkomplexe und entsorgen sie. Entstehen jedoch ständig neue Immunkomplexe, kommen die Fresszellen nicht mehr nach. Die Immunkomplexe ballen sich zu größeren Komplexen zusammen und binden sich an körpereigenes Gewebe. Dort können sie autoagressive Reaktionen auslösen, und zwar besonders dann, wenn die Oberflächenstruktur des Erregers, sei es ein Virus oder eine Bakterie, mit der Oberflächenstruktur körpereigener Zellen übereinstimmt. Die gegen den Erreger gebildeten Antikörper haben nun gleichzeitig die Eigenschaft eines Antikörpers gegen die eigenen Zellen, eines so genannten Autoantikörpers. Bei Menschen mit beispielsweise einer genetischen Disposition kommt es leicht zu solchen Kreuzreaktionen. Insofern sind Virusinfektionen häufig an der Entstehung von Autoimmunerkrankungen mitbeteiligt.

Wie bekämpfen Enzyme die Viren?

Normalerweise kann das Immunsystem sehr wohl zwischen körpereigenen und fremden Stoffen unterscheiden. Doch im Kampf gegen Viren muss nicht nur jedes Virus eingefangen werden, sondern auch Viruspartikel, da sie ebenfalls in die Zellen eindringen. Sie zwingen zwar die Wirtszellen nicht zur Bildung von neuen Viren, doch verändern sie die Wirtszelle so stark, dass das Immunsystem sie nicht mehr als körpereigen erkennt, sondern bekämpft.

Viren kann man nur mit abwehrsteigernden Therapien begegnen: Der Körper muss sich selbst gegen den Ansturm von Viren wehren. Das heißt, zuerst den Organismus von allem entlasten, was ihn belastet: von Suchtstoffen, Stoffwechselgiften, zu viel Stress, zu wenig Schlaf, von belastender Ernährung und vielem mehr. Gleichzeitig gilt es, den Organismus so gut wie möglich zu stärken: Sich vernünftig zu ernähren, sich viel an der frischen Luft zu bewegen, den Tag-Nacht-Rhythmus auszugleichen und auf immunschwächende Noxen wie Nikotin, Alkohol und überflüssige Tabletten zu verzichten. Außerdem sollte man versuchen, das gestörte Zusammenspiel der immunologischen Abwehrmechanismen wieder zu regulieren. Antikörper – wie gesagt – binden an eingedrungene Antigene und sind in der Lage, das Komplementsystem zu aktivieren. Sie können sich auch an Makrophagen und Granulozyten anlagern, die dadurch zur Phagozytose angeregt werden, zur Aufnahme von belebten und unbelebten Bestandteilen in die Zelle nach dem Anhaften an der Zelloberfläche. Es bilden sich Immunkomplexe, die zunächst etwas völlig Normales sind, weil sie Fremdstoffe beziehungsweise Antigene aus dem Organismus eliminieren. Dabei unterscheidet man generell zwischen exogenen (Proteine, Bakterien, Viren) und endogenen Antigenen (körpereigene Proteine wie Kern- oder Immunglobuline sowie bei Krebserkrankungen die antigenen Determinanten auf den entarteten Zellen). Wachsen jedoch die Immunkomplexe zu sehr an, blockieren sie die Arbeit der Makrophagen, die normalerweise für ihre Beseitigung zuständig sind. Ab diesem Moment machen Immunkomplexe krank.

Enzyme unterstützen den Organismus im Kampf gegen Viren

Es gibt diverse Möglichkeiten, mit krankmachenden Immunkomplexen fertig zu werden. Ein Beispiel ist die antibiotische Therapie bei einer bakteriellen Infektion: Man vermindert das primäre Antigen und dadurch reduziert sich auch die Immunkomplex-Bildung. Eine andere Methode ist die immunsuppressive Therapie, bei der man die Antikörper-Bildung prinzipiell unterdrückt. Über die Plasmapherese kann man außerdem die im Blut zirkulierenden Immunkomplexe entfernen.

Eine wichtige und den Patienten nicht belastende Alternative ist die Systemische Enzymtherapie. Proteolytisch wirksame Enzyme ändern nämlich die gewebsbindenden Eigenschaften von Immunkomplexen. Sie reduzieren durch Spaltung die Immunkomplexgröße und vermindern die Fähigkeit von Immunkomplexen, das Komplementsystem zu aktivieren.

Wenn schlafende Viren plötzlich erwachen

Gut 90 % der Menschen in Europa und Amerika sind mit mindestens einer der acht Grundformen von Herpesviren infiziert. Wen eines dieser Viren einmal erwischt, den lässt es nie wieder los. Herpes-Viren gehören zu den DNA-Viren und haben eine fatale Eigenschaft: Nach der Erstinfektion werden sie nicht vollständig vernichtet, sondern persistieren, das heißt, sie existieren weiter. Irgendwo im Organismus, in einer Zelle oder in Nervenenden ruhen sie jahrelang, bis sie plötzlich geweckt werden: Das passiert in dem Moment, wo das Immunsystem angegriffen wird oder nicht hundertprozentig funktionsfähig ist: bei Stress, bei einer Verletzung, bei zu intensiver Sonnenbestrahlung, während einer Grippe oder einer schweren Erkältung, ja sogar bei einer stärkeren Menstruation; diese Viren können aber genauso durch seelisches Leid wie Trauer, Depressionen, Ängste, Ärger und vieles mehr (re-)aktiviert werden – durch alles, was die körpereigene Abwehr auf irgendeine Weise belastet.

Fast jedes Kind bekommt Windpocken. Wer weiß schon, dass dieses Windpocken-verursachende Virus (Varizellen) zur Gattung der Herpes-Viren gehört? Jahrzehntelang schlummert es im Körper, bis eine geschwächte Immunlage vorliegt – und es meldet sich zurück. Nur flammt es jetzt als Herpes oder gar Gürtelrose (Herpes zoster) auf, einer sehr schmerzhaften, unangenehmen und schwer zu behandelnden Erkrankung. Die lästigen und stechenden Bläschen an den Lippen oder anderen Körperstellen „blühen" plötzlich und unerwartet beim Erwachsenen – und zwar immer wieder. Und man bekommt sie einfach nicht los.

Windpocken werden durch eine bestimmte Gattung Herpes-Viren ausgelöst

Einmal Herpes – immer Herpes: Herpes-simplex-Viren 1 und 2

Zum ersten Mal treten sie natürlich im unpassendsten Moment auf: im Urlaub, beim ersten Date, vor einem wichtigen Vorstellungsgespräch und zu ähnlichen Un-Gelegenheiten. Meist ist man völlig irritiert und sucht nach Gründen, warum plötzlich schmerzende Bläschen auf der Lippe aufschießen und diese anschwellen lassen. Das Herpes-Virus 1 hat bis dahin im Körper persistiert. Infiziert hat man sich meist schon um das zweite Lebensjahr herum, als nämlich der mütterliche Antikörperschutz, den jedes Neugeborene mitbekommt, abgeklungen war. Übertragen wurde das Virus per Tröpfcheninfektion über den Speichel, über kleine Verletzungen, über Urin oder Stuhl. Bei 99 % verläuft die erste Infektion stumm, das heißt, man merkte dem Kind nichts an. Das Immunsystem entwickelte zwar Antikörper – über 90 % der Erwachsenen haben Antikörper gegen HSV – aber eine Anzahl von Herpes-simplex-Viren versteckte sich seinerzeit in irgendwelchen Nervenendigungen zum „Winterschlaf". Aktiv werden sie wieder, weil aus irgendeinem Grund Organismus und Immunsystem geschwächt und anfällig sind. Hatte jemand einmal Herpesbläschen an der Lippe, ist das Risiko groß, dass sie beim Urlaub im sonnigen Süden, beim nächsten Sonnenbad oder in einer Stresssituation – oft stets an derselben Stelle – wieder aufblühen: infolge von Magen-Darm-Störungen, bei Fieber (Herpes febrilis), Erkältungen, bei intensiver Sonneneinstrahlung (Herpes solaris), pünktlich zur Menstruation (Herpes menstrualis), wegen Verletzungen (Herpes traumatica) oder sonstiger Beschwerden. Herpes-simplex-Viren stellen also nicht bei jedem Auftreten eine neue Infektion dar, sondern die alte Infektion flackert erneut auf, weil das Virus nie besiegt war.

Was kann man tun? In der Apotheke gibt es verschiedene Cremes und Salben speziell gegen Herpes labialis. Das reine Gelee der Aloe-vera-Pflanze (hilft fabelhaft gegen Sonnenbrand) lässt oft die Bläschen schneller abheilen oder erst gar nicht zum Ausbruch kommen, trägt man es bereits bei dem ersten Gefühl von Spannung und Brennen auf. All dies lindert zwar die Schmerzen, das Stechen, Brennen, Jucken und Spannungsgefühl, die leichten Schwellungen und Rötungen, aber sonst bleibt wie beim Schnupfen nichts anderes übrig als abzuwarten: Nach etwa einer Woche heilen die Bläschen wieder ab – um bei der nächsten Stresssituation erneut zu sprießen. Das Virus steckt nach wie vor im Körper. Die Inkubationszeit, die Zeit, ab der die Viren „erwacht" und bis sie aktiv sind, dauert 1 bis 2 Tage; am 4. Tag etwa erreicht die Infektion ihren Höhepunkt, ab dem 6. Tag persistiert sie, vermutlich durch die zelluläre Abwehr. Jetzt erst treten die bekannten Symptome wie Bläschen im Lippenbereich, an Wangen, Nase, Augenlidern, der Augenschleimhaut, an den Ohrläppchen und manchmal auch an anderen Körperstellen auf. Gelegentlich schwellen die Lymphknoten an und reagieren druckempfindlich. Die Virusausscheidung hält bis zum 10. Tag an. Es ist so gut wie unmöglich, im Laufe des Lebens nicht durch ein Herpes-Virus infiziert zu werden. Schutzmaßnahmen sind also sinnlos.

Mit Enzymen lässt sich jedoch das Immunsystem regenerieren und reaktivieren, so dass der Herpes keine Chance zum „Blühen" bekommt.

Schätzungsweise dreißig Millionen Menschen leiden unter einem Herpes genitalis, ausgelöst durch das Herpes-simplex-Virus 2 (HSV 2). Der Herpes genitalis wird fast immer durch Geschlechtsverkehr auf den Partner übertragen und ist weitaus gefährlicher als der Herpes labialis: Zum einen steht das HSV 2 im

Verdacht, für eine bestimmte Art von Gebärmutterhalskrebs verantwortlich zu sein. Zum anderen kann es infertil, also unfruchtbar machen. Riskant ist ein Herpes genitalis bei Schwangeren, weil es vom Geburtskanal auf das Neugeborene übertragen werden kann und ihm eine Enzephalitis (Hirnhautentzündung) droht. Besonders schlimm ist, dass drei Viertel der Infizierten überhaupt nicht wissen, dass sie an Herpes genitalis leiden und deswegen keinerlei Schutzmaßnahmen ergreifen. Hier sind nämlich protektive Maßnahmen, besonders beim Geschlechtsverkehr, wichtig und notwendig. Die Bläschen können an der Scheide (Vulva) oder beim Mann am Penis auftreten und sich bis zum After ziehen, sie können sich aber auch tief in der Scheide verbreiten und dort der betroffenen Frau ziemliche Schmerzen und Probleme bereiten. Es ist dringend notwendig, sofort einen (Fach-)Arzt aufzusuchen, wenn jemand derartige Bläschen bei sich oder dem Partner entdeckt. Enzyme, hier zusätzlich zur Therapie gegeben, beschleunigen die Heilung der Bläschen und stärken das angeschlagene Immunsystem.

Den Herpes-Viren kann der Mensch nicht entkommen

Um es auf Dauer stabil zu halten, empfiehlt sich anschließend eine prophylaktische Erhaltungsdosis. Viele berichten, dass durch eine konsequente Einnahme von beispielsweise täglich zwei Enzym-Dragees der Herpes im Gegensatz zu früher nur noch selten aufflammt, und wenn, weitaus weniger schwer und schmerzhaft. Bestimmte proteolytisch wirksame Enzyme besitzen ausgeprägte antientzündliche und antiödematöse Eigenschaften. Sie forcieren den Abbau toxischer Stoffwechsel- und Entzündungsprodukte, wobei gleichzeitig der heftige Spannungsdruck der Entzündung sinkt. Außerdem stimulieren sie direkt immunkompetente Zellen wie Makrophagen und natürliche Killerzellen.

Enzyme helfen bei Gürtelrose so gut wie ein Virostatikum

Wesentlich schmerzhafter als Herpes-simplex-Viren ist das Herpes-zoster-Virus, auch Varizella-zoster-Virus (VZV oder HHV 3) genannt. Bei Kindern und Jugendlichen, manchmal auch erst beim Erwachsenen, zeigt es sich zum ersten Mal – wie bereits erwähnt – als Windpocken. Und die hat beinahe jedes Kind einmal, in Deutschland über 90% der Menschen. Während der Windpockeninfektion haben sich spezielle Antikörper gebildet und für das Abklingen der Krankheit gesorgt. Einige dieser Spezialisten sind zwar immer noch im Körper, aber auch einige Varizella-Viren. Die hatten sich überall eingenistet, wo sensible Rückenmarksnerven hinreichen. Dort „schlafen" sie, zwanzig, vierzig Jahre lang, und erwachen aus einem bislang unbekannten Grund, wenn sich gleichzeitig das Immunsystem gerade nicht in Topform befindet. Die Antikörper schlagen selbstverständlich Alarm, wenn durch Verletzungen, Stress, Erschöpfung oder andere die Abwehrlage schwächende Situationen und Krankheiten die Varizella-Viren plötzlich wieder aktiv werden und die Zellen überfallen. Jetzt vermehren sich die Antikörper rasend schnell und stürzen sich auf die Antigene. Diese verbinden sich zu Immunkomplexen, die wegen der zur Zeit herrschenden Abwehrschwäche nur teilweise aufgelöst werden. Was bei der Gürtelrose weiter passiert, erklärt *Dr. Wilhelm Glenk** so: „Aus Zosterantigenen und Antikörpern gebildete, nicht aufgelöste Immunkomplexe haben die Neigung, sich an den so genannten Rezeptoren von Nervenzellen festzusetzen, die durch den Virusbefall bereits strukturell verändert wurden. Die entlang des Nervenschaftes angehefteten Immunkomplexe aktivieren dort die zur enzymatischen Auflösung alarmierten Komplemente. Das wiederum führt zur Entzündung, zur Schädigung der Nervenzelle, zum Schmerz und zu den typischen Zeichen der Zostererkrankung: der Bläschenbildung auf der Haut, den geschwollenen Lymphdrüsen, dem Jucken, Brennen und Kribbeln, der allgemeinen Zerschlagenheit."

Die Gürtelrose verläuft ausgesprochen stereotyp: Nach einer Inkubationszeit von 1–2 Wochen, wo der Betroffene in einem begrenzten Hautareal und zwar immer nur auf einer Körperseite eventuell Kribbeln oder Jucken spürt, entstehen dann 2–3 Tage lang Gruppen mit kleinen roten Punkten. Sie entwickeln sich relativ schnell zu stecknadelkopfgroßen, mit Flüssigkeit gefüllten Bläschen. Diese sitzen tief in der Haut, trüben sich dann innerhalb von 2–7 Tagen ein und verkrusten. Hinzu kommen fast immer heftige „neuralgische" Schmerzen. Spätestens 4 Wochen nach Krankheitsbeginn werden die Krusten abgestoßen.

Verlauf des Herpes zoster

Inkubationszeit:	7–14 Tage
Aufschießen der Bläschen	2–3 Tage
Eintrübung der Bläschen	2.–7. Tag
Beginn der Krustenbildung	5.–10. Tag
Abstoßung der Krusten	2–4 Wochen

Nun zieht jedoch der Zoster häufig Komplikationen nach sich: Eine davon ist das mehrmalige Nachschieben von Bläschen, in die es bluten kann und die dann tiefe Geschwüre mit mehr oder weniger ausgeprägten Narben verursachen sowie eine Superinfektion. Weitaus gefürchteter aber sind – gerade bei älteren Menschen, die wesentlich anfälliger für Gürtelrose sind als junge – postzosterische Neuralgien (PZN). Jeder zweite der an Gürtelrose erkrankten über 60-Jährigen leidet später an einer PZN. Oft quälen sie sich jahre- und manchmal lebenslang mit Nervenschmerzen, die medizinisch kaum zu beeinflussen sind.

Lange Zeit behandelte man den Zoster mit Vitamin B und bestrich die Bläschen mit kortisonhaltigen Salben oder einem Gemisch aus ASS („Aspirin") und

* Glenk, Wilhelm: „Enzyme. Die Bausteine des Lebens", München 1990

Vaseline. Nichts davon hilft besonders effizient. Schmerzmittel lindern zwar die Beschwerden, rotten aber den Zoster nicht aus. Hohe Dosen trizyklischer Antidepressiva halfen ebenfalls nicht, vor allem verkürzte keine der Behandlungsmethoden die Krankheitsdauer. Standardtherapie ist heute weltweit Aciclovir, eine antivirale Substanz, die hochdosiert entweder injiziert (intravenös) oder oral gegeben wird. Nun ist eine Aciclovir-Behandlung nicht nur relativ teuer, sondern sie verursacht Nebenwirkungen: Bei intravenöser Gabe kann es zu Lethargie, Zittern (Tremor) und Desorientierung kommen, bei der oralen Gabe zu milden Magen- und Darmbeschwerden. Und dann hat dieses antivirale Medikament noch einen entscheidenden Nachteil: Es hat keinen Einfluss auf die Post-Zosterneuralgie.

Studie

Dr. med. M.-W. Kleine verglich in einer randomisierten, doppelblinden Multicenter-Studie die Wirksamkeit von Aciclovir gegenüber der von Enzymen. 7 Tage lang bekamen 44 Patienten am ersten Studientag eine Ampulle eines Enzympräparates (die Patienten der Aciclovir-Gruppe eine identisch aussehende Ampulle mit einem Placebo) und danach 14 Tage lang 5 x 4 Kapseln eines Enzym-Präparates. Jede Kapsel enthielt 100 mg Papain, 40 mg Trypsin und 40 mg Chymotrypsin. Die 46 Patienten der Aciclovir-Gruppe erhielten täglich insgesamt 200 mg Aciclovir. Zusätzlich durften sie 1 x täglich eine Lotio (Vioform) auftragen und bei starken Schmerzen Paracetamol-Tabletten einnehmen. Am 7. Tag berichteten beide Patientengruppen, dass die Schmerzen an den befallenen Körperstellen erheblich nachgelassen hätten. Dieser Effekt hielt an, und auch nach Absetzen der Medikamente gab es hinsichtlich der Schmerzen keine Unterschiede zwischen der Behandlung mit dem Standardtherapeutikum Aciclovir und der mit Enzymen. Auch die Bläschen heilten in beiden Gruppen gleich schnell ab. Durchschnittlich bildeten sich bereits am 3.Tag (ohne Therapie erst am 5.–10.Tag) Krusten, die schon am 10. Tag abgestoßen wurden.
Fazit: Die Therapie der Gürtelrose mit Enzymen stellte sich – was Schmerz und Abheilen der Bläschen betraf – genauso wirkungsvoll und effizient heraus wie die Therapie mit dem Standardtherapeutikum (Aciclovir in dieser Dosierung).

Das chronische Müdigkeitssyndrom – keine Modeerscheinung

Eine Erkrankung hat in den letzten Jahren viel Diskussionen ausgelöst: das chronische Müdigkeitssyndrom (CFS = chronic fatigue syndrome). Zunächst als „Lake-Tahoe-Disease“ oder „Maladie des Yuppies“ wurde es nicht so ganz ernst genommen. Dann jedoch breitete sich das CFS in ganz USA aus, nachdem zunächst eben nur Urlauber vom Lake-Tahoe-Gebiet betroffen waren. Etwa Mitte der 80er Jahre kam das CFS dann ziemlich rasch auch nach Europa. Die Virologen forschten intensiv nach dem „Auslöser“ und ordneten es schließlich den bekannten fünf Herpesviren als sechstes zu. Ob allerdings das Herpes-Virus Typ 6 der einzige Verursacher ist, scheint nach wie vor fraglich. Manche Wissenschaftler vermuten, dass neben dem Herpes-Virus 6 so genannte lymphotrope Viren wie das Epstein-Barr (Pfeiffersches Drüsenfieber)-Virus (EBV, HHV 4) oder auch das Varizella-zoster-Virus und/oder das Cytomegalo-Virus (CMV, HH 5) beteiligt sind. Als Grund für die extreme Müdigkeit nimmt man an, dass das Virus bis ins zentrale Nervensystem vorgedrungen ist. Allein in den USA leiden derzeit über zwei Millionen Patienten unter CFS – charakteristischerweise junge Menschen im Alter zwischen zwanzig und vierzig Jahren. Da die Symptome dieser Erkrankung meist zwei bis drei Jahre anhalten, sind die sozialen Beeinträchtigungen für die Betroffenen erheblich.

Wie sehen diese Symptome aus? Typisch ist eine „ununterbrochene Müdigkeit“ mit einer Verminderung der körperlichen Aktivität um mindestens 50 % über mehr als sechs Monate. Nun ist Schlaf bei einer Infektion etwas Normales. Entzündungsfördernde Abwehrstoffe fördern den Schlaf, man „schläft sich gesund“. Aber neben einer monatelangen ununterbrochenen Müdigkeit, die auch durch Schlaf nicht nachlässt, haben die CFS-Patienten gleichzeitig Lymphdrüsenschwellungen, manchmal Schwellungen der Leber und Milz sowie ständig neu auftretende Infekte und Entzündungen im Nasen-, Hals-, Rachenbereich. Ihre Stimme ist klanglos (kraftlos), ihre Sprache schleppend. Typisch sind auch Kopfschmerzen, die auf die üblichen Medikamente nicht ansprechen, sowie schwere Schlafstörungen. CFS-Patienten machen einen regelrechten Persönlichkeitswandel durch und sind einfach nicht mehr in der Lage, auf irgendeine Weise agil zu sein. Ihre extreme körperliche Müdigkeit ist mit Antriebslosigkeit gekoppelt, weshalb sie absolut nichts mehr tun können – was natürlich auch auf die Psyche schlägt. Sie haben – auch das ist typisch – eigenartigerweise kein Fieber, sondern eher erniedrigte Temperatur. Hinweise auf diese ziemlich ernsthafte Erkrankung geben vor allem die Laboruntersuchungen: Im Blut sind Antikörper gegen das Herpes-Virus VI (HHV 6) nachweisbar, die BKS-Geschwindigkeit (Blutkörperchen-Senkungs-) ist leicht beschleunigt und – bezeichnend – die Killerzellen des Immunsystems sind nur schwach aktiv. Da einzelne Symptome des CFS auch für andere Erkrankungen typisch sind, beispielsweise für chronische Leber- und Nierenerkrankungen, ist eine Differentialdiagnose sehr wichtig. Neue Studien am Royal Adelaide Hospital in Australien haben zudem bei einigen CFS-Patienten eine übermäßige Laktatausschüttung gezeigt. Das Salz der Milchsäure ist das Endprodukt der Glykolyse (Abbau der Glukose), das bei Muskelarbeit stark ansteigt und zu Ermüdungserscheinungen führt, was jeder Sportler kennt. Das

CFS-Kranke machen einen Persönlichkeitswandel durch

bedeutet, dass der Zuckerstoffwechsel nicht richtig funktioniert, wie das auch bei Diabetikern der Fall ist. Unter körperlicher Aktivität zeigten CFS-Patienten zudem eine Veränderung des Kalium-Stoffwechsels. Kalium ist wichtig für die normale Muskelarbeit und Zellfunktion, ein Mangel führt ebenfalls zur raschen Ermüdung.

Wie behandelt man ein chronisches Müdigkeitssyndrom?
Ein Therapieversuch mit Enzymen ist durchaus sinnvoll. Proteolytische Enzyme können nämlich die natürlichen Killerzellen des Immunsystems sowie Makrophagen und Monozyten aktivieren und Immunkomplexe, die beim CFS überproduziert werden, abbauen. Außerdem bewirken sie, dass Makrophagen den so genannten Tumornekrosefaktor (TNF) freisetzen, der virusbefallene Zellen vernichten kann.

Allerdings sind Enzyme allein zur Behandlung der CFS nicht ausreichend. *Dr. med. Arno Hilgert*, Düsseldorf, der zahlreiche Erfahrungen auf diesem Gebiet hat, empfiehlt die Kombination eines Enzymgemischs (3x3 bis 3x5 Dragees täglich) mit Thymuspräparaten und Vitaminen. Gut bewährt hat sich außerdem die Gabe von Magnesium und Vitamin D. Im Mistelextrakt enthaltene Lektine können zudem Makrophagen/Monozyten aktivieren.

Die immunologische Forschung der letzten Jahre hat die zelluläre Abwehr „wiederentdeckt“. Drei Zelltypen sind in den Mittelpunkt des Interesses gerückt: die Makrophage (große Fresszelle), die so genannte NK-Zelle (Natural-Killer-Zelle) und das zytotoxische Lymphozyt. Die beiden erstgenannten Zellen sind in der Lage, auch ohne Aktivierung durch andere Systeme Tumorzellen und virusinfizierte Zellen anzugreifen, während das zytotoxische T-Lymphozyt erst nach Aktivierung über den Weg der Antigenpräsentation oder durch Stimulation der T-Helferzellen und Interleukinvermittlung in der Lage ist, virushaltige Zellen zu vernichten.

Hydrolytische Enzyme unterstützen die Therapie der HIV-Erkrankung

Eine Infektion durch das humane Immundefektvirus (HIV) verursacht viele und vielerlei Symptome. Sie, besser das Virus, „verkrüppelt“ sozusagen das gesamte menschliche Abwehrsystem. Selbst bei noch gesund wirkenden HIV-Infizierten lassen sich bereits deutliche Veränderungen im Immunsystem nachweisen. Im Endstadium des Vollbildes AIDS ist schließlich das gesamte Immunsystem zusammengebrochen, der Kranke hat keinerlei Abwehrkräfte mehr. Dieser Prozess der Zerstörung des Immunsystems geht aber fast immer langsam schleichend voran, einer der Gründe für die lange Inkubationszeit der HIV-Erkrankung.

Bei einer HIV-Infektion kann es zu einer Vielzahl von Erkrankungen kommen, die man als „AIDS related Complex“ oder abgekürzt als ARC bezeichnet.

In einer in Frankreich durchgeführten Pilotstudie konnte gezeigt werden, dass durch eine Enzymtherapie die normalerweise bei HIV-infizierten Patienten erhöhten Spiegel von zirkulierenden Immunkomplexen (CIC) im Stadium der ARC gesenkt beziehungsweise diese Substanzen vermehrt abgebaut werden konnten. In einer offenen Studie an 40 Patienten, so der AIDS-Spezialist Dr. med. *Hans Jäger*, München, konnte durch die Gabe von Enzymen eine geringe Verbesserung des Körpergewichts der Patienten, vor allem aber der allgemeinen Leistungsfähigkeit erzielt werden. Auch die Zahl der von den Patienten angegebenen Symptome nahm im Verlauf der dreimonatigen Behandlung ab. Eine signifikante Erhöhung der T4-Zellzahlen stellte man bei der gesamten behandelten Gruppe nicht fest, dafür aber bei einigen Patienten (13) sehr deutlich. Im Großen und Ganzen wurde die Enzymtherapie von den Patienten gut vertragen, nur einzelne klagten über kurzfristige Störungen im Magen-Darm-Bereich.

In frühen Stadien der HIV-Infektion wurden bei Patienten, die eine antivirale Therapie verweigerten, Enzyme als Monotherapie eingesetzt. Dadurch konnte das Immunsystem stabilisiert und die ARC-bedingten Symptome reduziert werden. Auch nahmen diese Patienten zu, was für sie sehr wichtig ist. Im Anfangsstadium stärken Enzyme das angeschlagene Immunsystem und zögern durch Immunschwäche bedingte Erkrankungen hinaus. In fortgeschrittenen Stadien der Erkrankung kann eine Monotherapie mit hydrolytischen Enzymen keinesfalls empfohlen werden. Enzyme zusätzlich zur antiviralen Therapie scheinen jedoch den Allgemeinzustand der Patienten zu bessern und die Krankheitssymptome insgesamt abzuschwächen.

Jäger begründet dies so: „Hydrolytischen Enzymen wird sowohl eine virostatische als auch eine immunstimulierende Wirkung zugeschrieben. Im Rahmen der HIV-Infektion kommt es zu vermehrter Bildung so genannter zirkulierender Immunkomplexe (CIC) – Verbindungen von Antigenen und Antikörpern. Aus der Behandlung anderer Krankheiten wird den hydrolytischen Enzymen eine Verminderung der zirkulierenden Immunkomplexe oder ein vermehrter Abbau dieser Substanzen zuerkannt."

Enzyme helfen bei Multipler Sklerose

Vielfältige Symptome in unterschiedlichen Ausprägungen sind typisch für die Multiple Sklerose (MS), eine entzündliche Erkrankung des zentralen Nervensystems. In Deutschland leiden mehr als 120.000 Menschen daran, doppelt so viele Frauen wie Männer. Bei Jugendlichen ist sie sogar die zweithäufigste neurologische Erkrankung. Die MS lässt sich nicht heilen. Das schaffen auch Enzyme nicht. Aber – Enzyme können den Verlauf der Krankheit mildern und die Beschwerden hinauszögern.

Die Krankheitszeichen von MS sind zahlreich sowie variabel und treten an so unterschiedlichen Stellen des Körpers auf, dass hier nur die typischsten Kennzeichen genannt werden.

Typische Kennzeichen einer MS

- MS befällt vor allem die Sehnerven, gekoppelt mit einer Sehnervenentzündung und einer Gesichtslähmung (Trigeminus), hinzu kommen das Sehen von Doppelbildern und Augenzittern.
- Lähmungen oder Teillähmungen der Gliedmaßen, besonders der Beine. In der Regel befällt die MS beide Beine, ein charakteristisches Zeichen für eine Erkrankung des Rückenmarks, ganz im Gegensatz zu dem halbseitigen Auftreten neurologischer Ausfallserscheinungen bei Erkrankungen des Gehirns (z. B. als Folge eines Schlaganfalles).
- Unsicherheit bei Bewegungen der Gliedmaßen, vor allem beim Gehen. Schuld daran sind Entzündungsherde im Kleinhirn. Diese Ausfallserscheinungen bilden sich nach einem Krankheitsschub, der Wochen bis Monate dauern kann, weitgehend oder ganz zurück.
- Hinzu kommen häufig Blasen- und Mastdarmstörungen, meist in Form des Nichthaltenkönnens von Urin und Stuhl (Inkontinenz).
- Skandierende Sprache, die Sprache ist insgesamt verlangsamt. Worte und Silben werden fast explosionsartig hervorgestoßen, wobei einzelne Silben überbetont werden. Die Sprache wirkt „zerhackt".
- Extrem wechselnde Stimmungsschwankungen (Weinen, Lachen, Apathie).
- Die MS tritt meistens schubartig und sehr selten schleichend auf, in zwei Drittel der Fälle zum ersten Mal zwischen dem 20. und 40. Lebensjahr.

Niemand kann den Krankheitsverlauf des jeweiligen Erkrankten vorhersagen. Selten beginnt die MS schleichend (progredient), meist treten heftige Schübe auf, die sich wieder zurückbilden (Remission), und nach Monaten oder Jahren eventuell in die sekundäre chronische Form übergehen. Es gibt aber auch

Mischformen. Im Allgemeinen verschlimmert sich das Leiden nur langsam, was für die Erkrankten ein schwacher Trost ist – denn die meisten erwartet am Ende der Rollstuhl.

Die Ursache (Ätiologie) für diese chronische Entzündung des Zentralnervensystems, die alle Teile des Gehirns und Rückenmarks befallen kann, ist nicht geklärt. Man weiß nur, dass das Immunsystem im Rahmen einer autoimmunen (auto = selbst) bzw. autoallergischen Reaktion an dem Entzündungsprozess beteiligt ist. Körpereigene Abwehrzellen greifen Bestandteile der Nervenhüllen, der so genannten Myelinschicht an. Dies führt allmählich zur Zerstörung der Markscheiden und zu einer Narbenbildung, zu „Multiplen Sklerosen" an der Marksubstanz des Hirnstammes oder im Rückenmark. Das Immunsystem, dessen Zellen normalerweise eingedrungene Erreger abwehren und Antikörper gegen körperfremde Stoffe bilden, ist fehlgesteuert. Es unterscheidet nicht mehr zwischen „eigen" und „fremd" und richtet sich plötzlich gegen die Schutzschicht der Nerven. Attacken fehlgesteuerter T-Zellen gegen die Myelinscheiden im Hirn, Rückenmark oder Sehnerv verursachen „Kurzschlüsse" und lösen MS-Schübe aus.

Wie die zerstörerischen T-Zellen ins Hirn gelangen, ist ungeklärt. Denn normalerweise schirmt eine nahezu undurchdringliche Barriere, die Blut-Hirn-Schranke, das Hirngewebe gegen die Immunkampftruppen ab. Bei der MS ist dieser Schutzwall durchbrochen, die T-Zellen stürmen das Nervensystem und stürzen auf die Myelin-Eiweißhüllen. B-Lymphozyten, Killerzellen und Fresszellen folgen nach; die Nervenstränge sehen nach dem Überfall wie „abgenagt" aus und sterben ab. Früher vermuteten Experten als Ursache der MS eine virusbedingte Erkrankung, eine Autoimmunerkrankung oder eine Stoffwechselerkrankung. Heute ist man sich einig, dass all diese Faktoren bei der Entwicklung eine Rolle spielen können und spricht deswegen von einer multifaktoriellen Genese. Man nimmt an, dass

1. in gewisser Hinsicht ein familiäres Risiko besteht, das jedoch nicht ausschlaggebend ist (genetische Disposition);
2. ein rassischer Faktor besteht, denn Neger oder Japaner bekommen wesentlich seltener MS als Weiße;
3. Umweltfaktoren eine Rolle spielen: einerseits die Ernährung, voraussichtlich aber auch der Kontakt mit einem Virus.

Die Diagnose einer MS ist nicht einfach. Erste Anzeichen ähneln oft denen einer akuten Grippe: extreme Müdigkeit, Appetitlosigkeit, Schmerzen, Depression und einfach das Gefühl, krank zu sein. Später kommen meist Symptome spastischer Art hinzu, die als Schwäche oder als Schwere der Glieder empfunden werden. Oft sind die Reflexe vermindert, vor allem an den Beinen. Typisch sind auch Läsionen (Verletzungen) der Sehbahnen, denn der Sehnerv wird meist schon sehr früh in Mitleidenschaft gezogen. Es kommt zu einer Einschränkung des Sehvermögens (z. B. Schleier, verschwommenes Sehen, starke Lichtempfindlichkeit) und häufig zu starken Augenschmerzen. Anfangs bilden sich diese Symptome immer wieder zurück, doch im Laufe der Jahre können sie zum Erblinden führen. Die im Bereich der Marksubstanz über das Zentralnervensystem verteilten Entzündungsherde lassen sich mit einem Kernspintomographen feststellen. Die Diagnose MS steht fest, wenn zwei oder mehr Läsionen (Entmarkungen) im Nervengewebe erkennbar sind. Durch Lumbalpunktionen und einer so genannten Liquoranlayse der Hirn- bzw. Rückenmarkflüssigkeit lässt sich zudem feststellen, ob jemand an MS erkrankt ist.

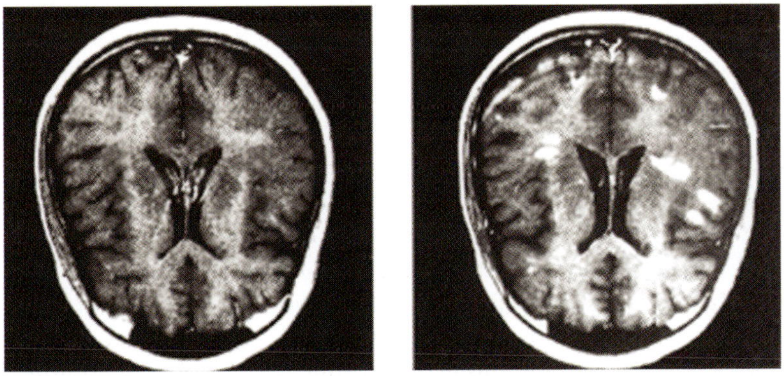

Computertomogramm. Im Querschnitt des Gehirns sind helle Entmarkungsherde sichtbar. Dies kann, muss aber nicht das Zeichen einer MS sein. Eine Diagnose erfordert noch weitere typische Merkmale.

Die Behandlung der Multiplen Sklerose

Da die Ursache der Multiplen Sklerose bisher nicht bekannt ist, versucht man, die Symptome zu behandeln und den nächsten Schub so lange wie möglich hinauszuschieben. Dank der Fortschritte auf dem Gebiet der Immunologie und Biotechnologie stehen heute Therapien zur Verfügung, die in den Krankheitsprozess eingreifen und das Fortschreiten bremsen. So hat sich bei der schubförmig verlaufenden MS Interferon-beta-1a als ein sehr wirksames Therapeutikum erwiesen, da es die Zahl und Schwere der Krankheitsschübe und das Fortschreiten der Behinderung vermindert. Doch auch Medikamente zur Behandlung der Krankheitssymptome und begleitende Maßnahmen wie Krankengymnastik sowie eine angepasste, fettarme Ernährung sind wichtig, um die Symptome zu lindern. Interessante Möglichkeiten bietet die systemische Enzymtherapie. Bereits *Max Wolf* berichtete, dass er bei schubartig verlaufender MS mit der Gabe eines Enzymgemischs häufig Remissionen (Rückbildungen) erreichte. Bestimmte Symptome seiner Patienten verminderten sich nach einer längeren Enzymbehandlung um durchschnittlich 50 %. Diese Besserung ließ sich über viele Jahre erhalten. Mitte der siebziger Jahre begann sich Dr. med. *Christa Neuhofer* aus Braunau am Inn intensiv mit der Enzymtherapie bei MS zu beschäftigen. Die Ärztin war selbst an MS erkrankt, saß zeitweise im Rollstuhl und musste sogar zwischendurch ihren Beruf aufgeben. Durch eine gezielte Enzymtherapie gelang es ihr jedoch, ihren Zustand so zu bessern, dass sie wieder praktizieren und mit dieser Behandlungsmethode bei vielen MS-Patienten erstaunliche Erfolge erzielen konnte.

Dr. Neuhofer wertete die Ergebnisse von 150 MS-Patienten aus, „150 Patienten mit 150 verschiedenen Symptombildern, Verläufen und Schicksalen, 150 Patienten, bei denen andere Therapieversuche gescheitert waren...", wie sie erklärte. Die Kranken behandelte sie über einen längeren Zeitraum mit einem Enzymgemisch (Wobenzym®). 107 der Betroffenen litten an einem chronisch progredienten und 43 an einem schubartigen Verlauf der MS. Eine deutliche Besserung trat bei 45 Patienten mit chronisch progredienter MS ein. 26 Patienten blieben stabil, 12 verschlechterten sich und 24 hatten die Therapie abgebrochen (überwiegend aus finanziellen Gründen). Die 12 Patienten, deren Gesundheitszustand sich verschlechtert hatte, waren vorher über längere Zeit mit einem Antimetaboliten (Azathioprin) bzw. Prednisolon (Cortison) behandelt worden.

Bei der Studie stellte sich heraus, dass Patienten mit einem schubartigen Verlauf der MS wesentlich besser auf die Enzymtherapie ansprachen. Bei 35 der 43 Patienten (80 %) trat eine prompte Besserung ein, die Symptome bildeten sich weitgehend zurück. Begann man mit der Enzym-Behandlung in einem schubfreien Intervall, bekamen die Patienten unter der prophylaktischen Therapie keine Rezidive mehr oder die Remissionsphasen waren deutlich verlängert. Die größten Erfolge mit Enzymen zeigten sich bei den Störungen der Augen-, Blasen- und Darmfunktion, aber auch der Muskelkrämpfe. Doch neben der vorschriftsmäßigen Einnahme seiner Medikamente kann der Betroffene noch einiges tun: In allen Lebensbereichen so aktiv wie möglich sein. – körperlich wie geistig.

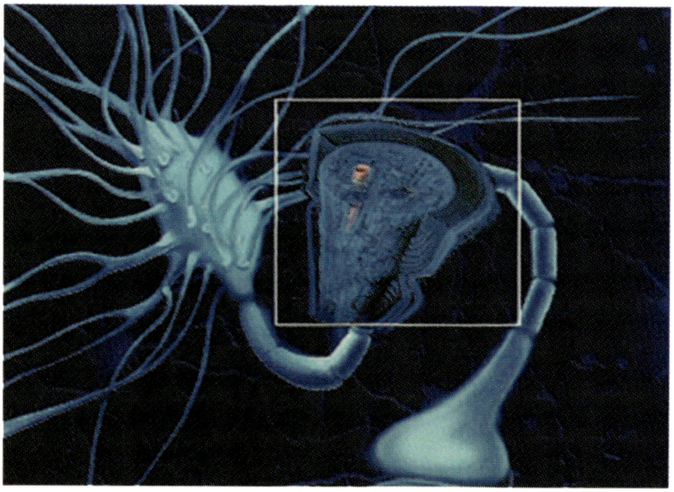

Eine gesunde Nervenzelle mit Nervenfaser (Axon). Die Ummantelung der Nervenfaser enthält Ranvier'sche Schnürringe, die eine schnellere Nervenimpulsleitung ermöglichen. Der Ausschnitt zeigt die Nervenfaser und die Ummantelung im Querschnitt.

Enzyme helfen bei Rheuma-Problemen

Rund 20 % aller Patienten konsultieren den Arzt wegen „rheumatischer Probleme". Viele Beschwerden des Bewegungsapparates werden als „Rheuma" bezeichnet, doch so einfach ist die Diagnose nicht. Denn „Rheuma" ist ein Sammelbegriff für unterschiedlichste – annähernd 400! – Erkrankungen des gesamten Bewegungsapparates. Eines jedoch haben alle Rheumatiker gemeinsam: „fließende" Schmerzen (griech.: Rheuma = „fließender Schmerz") Die kommen und gehen, erst schleichend und schubweise, anfangs nur morgens, dann immer häufiger, immer länger und immer stärker, bis sie irgendwann überhaupt nicht mehr aufhören und überall quälen: im Rücken, an den Gelenken von der Schulter bis in die Fingerspitzen und Zehen. Ist Rheuma erst einmal chronisch geworden, schmerzen nicht nur Gelenke, sondern auch Muskeln, Sehnen und Bänder. Die Gelenke schwellen an, Hände, Füße und oft sogar der Rücken verkrümmen sich.

Medizinisch unterscheidet man hauptsächlich zwischen zwei entzündlichen Formen von Rheuma: der rheumatoiden Arthritis – oft noch als chronische Polyarthritis bezeichnet – und den verschleißbedingten, den degenerativen Rheumaformen, Arthrose genannt.

An rheumatoider Arthritis leiden Menschen weltweit, in Europa rund zwei Millionen, davon etwa 800.000 in Deutschland, zwei Drittel sind Frauen. Allerdings steigt die Erkrankungsrate bei Männern jenseits des 60. Lebensjahres deutlich an, bis sie fast der von Frauen entspricht. Rheumatoide Arthritis kann in jedem Alter einsetzen, beginnt jedoch oft bereits zwischen dem 25. und 50. Lebensjahr.

Rheuma hat viele Gesichter

Zum besseren Verständnis hier dennoch die 1979 von der WHO (World Health Organization = Weltgesundheitsbehörde) erstellte, allgemein gültige Definition, die Rheumatische Erkrankungen in vier Hauptgruppen mit entsprechenden Untergruppen gliedert:

1. Entzündlich rheumatische Erkrankungen

Damit sind entzündlich rheumatische Gelenkerkrankungen im engeren Sinne gemeint wie chronische Polyarthritis (cP) bzw. rheumatoide Arthritis (RA.), Arthritis psoriatica, Arthritiden nach bestimmten Bakterieninfektionen wie Salmonellen, Shigellen, Campylobacter oder nach Urogenitalinfektionen durch Chlamydien, Mycoplasmen usw.; systemische Bindegewebserkrankungen wie Systemischer Lupus erythematodes, Systemische Sklerose usw., was man auch unter dem Begriff „Arthritis“ zusammenfasst. Die Endung „-itis“ deutet stets auf eine Entzündung hin.

2. Degenerative Gelenk- und Wirbelsäulenerkrankungen
Diese werden auch „Arthrose“ oder „degenerativ-rheumatische Erkrankungen“ genannt. Damit fasst man alle degenerativen Gelenkerkrankungen zusammen, die weder von der Herkunft (Pathogenese) noch von der Ursache (Ätiologie) im Zusammenhang mit entzündlichem Rheumatismus stehen. Es handelt sich hier immer um den Verschleiß eines Gelenkes (beispielsweise Arthrosen der großen und kleinen peripheren Gelenke, Osteochondrosen, Spondylosen und Spondylarthrosen) und betrifft hauptsächlich ältere Menschen.

3. Muskel- und Weichteilrheumatismus
Zu dieser Gruppe zählen die verschiedenartigsten entzündlichen und degenerativen Erkrankungen an Muskeln, Sehnen, Sehnenscheiden, Bändern und der Schleimbeutel.

4. Metabolische Knochenerkrankungen
So werden Erkrankungen infolge eines gestörten Stoffwechsels genannt, wie z. B. Osteoporose (gestörter Hormonstoffwechsel) oder Osteomalazie (Knochenerweichung aufgrund eines gestörten Mineralstoffwechsels).

Zusätzlich gibt es etwa 85 verschiedene Krankheiten, deren Symptome denen rheumatischer Erkrankungen sehr ähneln. Es ist also nicht einfach, die Beschwerden zu definieren, zu diagnostizieren und vor allem zu therapieren.

Auch die Psoriasis gehört zu den rheumatischen Erkrankungen

Nun mag mancher über manches, was von der WHO als rheumatische Erkrankungen bezeichnet wird, verwundert sein, jedoch: Die Psoriasis, vielen nur als „Schuppenflechte“ oder als Hautkrankheit bekannt, ebenso der Lupus erythematodes in Form von Haut- und Schleimhaut-Veränderungen, gehören zu den Erkrankungen des rheumatischen Formenkreises. Beide können die Gelenke beziehungsweise das Stütz- und Bewegungssystem krankhaft verändern.

Um dem Arzt eine rasche und exakte Diagnose zu erleichtern, sollte der Patient möglichst präzise die vier „Ws“ benennen: Wo? – Wie? – Wann? – Warum?

Wo tut es weh? Wie schmerzt es? Wann schmerzt es (am meisten)? Warum, wovon hängt der Schmerz ab: vom Wetter, von der Körperhaltung, von bestimmten Arbeiten?

An rheumatischen Beschwerden leidende Patienten haben oft das Gefühl, von niemandem ernst genommen zu werden. Es ist schwer, anderen klar zu machen, dass morgens die Fingergelenke unerträglich schmerzen und zu steif sind, um die Zahnbürste oder die Kaffeetasse halten zu können; oder dass man es kaum schafft, den Pullover aus- und die Strümpfe anzuziehen; dass viele Bewegungen einfach nicht mehr oder nur äußerst mühsam möglich sind, obwohl man an den Gelenken zunächst keine Veränderungen erkennen kann; dass einen die Rückenschmerzen nachts nicht mehr schlafen lassen; und dass Analgetika und andere Medikamente oft nicht mehr die Schmerzen mindern, geschweige denn das Leiden eindämmen oder gar abstellen. Zudem klagen viele Rheumapatienten, weder über Ursachen noch über Behandlungschancen ihrer Beschwerden ausreichend informiert zu sein. Fazit: Sie ziehen sich immer mehr in Einsamkeit, Frustration und Hoffnungslosigkeit zurück.

Die rheumatoide und die reaktive Arthritis

Wie bei vielen chronischen Erkrankungen dauert es oft auch bei der rheumatoiden Arthritis (RA) Jahre, bis Krankheitssymptome sichtbar werden, bis die Fingergelenke anschwellen und sich so unförmig verbiegen, dass auch der größte Zweifler von der Erkrankung überzeugt ist. Rheumatische Erkrankungen an sich sind nicht lebensbedrohlich, mit ihnen könnte man uralt werden. Doch abgesehen davon, dass sie die Bewegungsfreiheit und damit die Lebensqualität ungeheuer einschränken, verursachen die starken Medikamente auf Dauer erhebliche Nebenwirkungen. Und – wen bedrückt es nicht, wenn sich die Finger blau-rot verfärben und unförmig und hässlich verkrümmen? Wenn man keine Knöpfe mehr zumachen, wenn man kaum mehr etwas anfassen und halten, wenn man keine Nacht mehr schmerzfrei schlafen kann? Wer ist schon gerne ständig von der Hilfe anderer Menschen abhängig? Rheumatiker sind es irgendwann.

Das Immunsystem und Umweltfaktoren spielen bei RA eine Rolle

Bei der RA entzündet sich die Innenhaut eines Gelenkes (Synovialis), meist an mehreren Gelenken gleichzeitig. Dadurch schwellen die Gelenke an, verformen sich, versteifen und werden unbrauchbar, da Knorpelschwund und Knochenabbau sie zerstören. Wodurch diese Entzündung ausgelöst wird, weiß man (noch) nicht genau. Das Immunsystem spielt dabei – vermutlich genetisch bedingt – eine Rolle, Umweltfaktoren eine zusätzliche. Oft lösen Infektionen, Entzündungsherde, seelische oder hormonelle Belastungen, aber auch andere Einflüsse das Rheuma aus. Heilbar ist die Krankheit bisher nicht. Allerdings lassen sich die Beschwerden mildern und das Fortschreiten der Zerstörung verlangsamen. Wichtigstes Therapieziel bei rheumatischen Erkrankungen: Die Beweglichkeit so gut und lange wie möglich zu erhalten.

Wie kommt es zu einer RA?

Ein Erreger hat das Immunsystem mobilisiert, so dass sich Immunkomplexe gebildet haben. Die sind in der Gelenkinnenkapsel gelandet und zerstören sie allmählich. Man kann dies an den Rheumafaktoren messen. Diese Rheumafaktoren begehen einen folgenschweren Irrtum: Sie ziehen gegen Antikörper und gesunde Zellen zu Felde. Und sie vermehren sich erschreckend schnell. Immer mehr krankmachende Verbindungen – Immunkomplexe – besiedeln die Gelenkhaut, aktivieren das Immunsystem und verleiten es zum Zerstören eines ehemals gesunden Gelenks. Noch etwas Fatales kommt hinzu: Ein Teil dieser gefährlichen Verbindungen schwimmt mit dem Blut durch den Körper und setzt sich an anderen Orten fest, um dort Entzündungen und Zerstörung hervorzurufen. Deswegen lässt sich die RA nicht auf Gelenke begrenzen: Einem Menschen mit Arthritis drohen auch Gefäß-, Haut- und Nierenentzündungen sowie Lungen- und andere Organerkrankungen. Selbst das Knochenmark kann befallen werden. An diesem fatalen Vorgang beteiligen sich sogar Immunzellen: Sie greifen gesunde Zellen an und vernichten sie. Fazit: Zehn Jahre nach Ausbruch der Krankheit sind noch weniger als die Hälfte der Patienten in der Lage, ihren gewohnten Alltagsaktivitäten nachzugehen.

Mit verschiedenen Techniken lässt sich heute anhand der Immunkomplexe der Grad der Rheumagefährdung oder -erkrankung feststellen. Doch obwohl es zur Rheumatologie in den letzten Jahren viele neue Erkenntnisse gibt – man weiß inzwischen mehr über die pathophysiologischen Zusammenhänge der rheumatischen Erkrankungen – existiert keine hundertprozentige Therapie.

Denn so vielfältig, wie rheumatische Krankheiten auftreten, so vielfältig sind auch die therapeutischen Möglichkeiten. Eines jedoch vorweg: Beim Krankheitsbild Rheuma hat sich neben Enzymgemischen eine Therapie mit Mono-Enzymen wie Bromelain und Trypsin als relativ erfolgreich erwiesen. Sie wirken antiphlogistisch, analgetisch und sind gut verträglich.

Wie äußert sich die RA?

Bereits bei kleinen Anstrengungen tritt rasche Ermüdbarkeit ein, mit müden, schweren und schmerzenden Gliedern wie bei einer starken Grippe. Bei einer leichteren Grippe treten zwar ebenfalls oft Gliederschmerzen auf, klingen aber etwa mit dem Ende der Grippe aus. Ähnlich bei einer Virusgrippe, besonders bei den typischen virusbedingten Kinderkrankheiten wie Masern, Mumps oder Röteln. Warum derartige Infektionen Entzündungen und Schmerzen in den Gelenken verursachen, ist immer noch nicht ganz geklärt. Wichtig ist in diesen Fällen, dass die Gelenkschmerzen nicht als Einzelsymptom betrachtet und behandelt werden, sondern zunächst nach der Grunderkrankung geforscht und diese therapiert wird. Man weiß, dass die vom Immunsystem gebildeten Abwehrstoffe (Antikörper) sich mit dem Virus oder mit Virusteilen verbinden und Immunkomplexe bilden. Die setzen sich dann in der Gelenkflüssigkeit oder -schleimhaut fest und lösen Entzündungen aus. Die Gelenkschmerzen verschwinden meist nach einem halben bis dreiviertel Jahr wieder. Ähnliches kann bei infektiösen Darmerkrankungen passieren, die durch Bakterien wie Yersinien, Shigellen, Salmonellen oder Campylobacter ausgelöst werden.

Doch nicht alle Menschen bekommen Gelenkschmerzen nach einer Infektion, sondern in erster Linie diejenigen, die eine derartige Immun(fehl)reaktion in ihrer Anlage (genetische Prädisposition) geerbt haben. Hier geht dann ebenfalls mit Abklingen der Infektion die Entzündung zurück. Diese Art der Gelenkentzündungen – so genannte reaktive Arthritiden – trifft man immer öfter auch bei jungen Menschen an und bei Touristen, die sich zum Beispiel in tropischen Regionen mit irgendeinem Erreger infiziert haben. Letztere entwickeln manchmal nach einem oft unbemerkt gebliebenem Infekt sogar eine Facialisparese, eine halbseitige Lähmung des Gesichtes.

Die systemische Enzymtherapie ist bei dieser Art von Infektionskrankheiten nicht das Therapeutikum für die Grunderkrankung, sondern bietet die Möglichkeit, die Heilung zu unterstützen und zu beschleunigen. Enzyme sind in der Lage, die krank machenden Verbindungen aus dem Gewebe zu lösen, sie zu spalten und die Immunkomplexe abzubauen. Sie regulieren das gestörte Immunsystem und wirken so einer zerstörerischen Fehlregulation entgegen. Gleichzeitig stärken sie das gesamte Immunsystem – was für den weiteren Verlauf der Erkrankung beziehungsweise der Genesung sehr wichtig ist. Allerdings braucht der Patient Geduld bei der Enzymtherapie, da die Wirkung von Enzymen nicht sofort spürbar ist.

Bei Rheuma dagegen treten diffuse Muskelschmerzen auf, die eher einem Muskelkater ähneln. Typisch ist die Morgensteifigkeit, die eine Stunde und länger anhalten kann und die im Laufe der Zeit immer schlechter nachlässt. Später schwellen mindestens drei verschiedene Gelenkregionen an, meist im Bereich der Hand- und Fingergelenke. Frühsymptome können schleichend, in 20 % der Fälle aber auch akut auftreten oder nach einer monatelangen Schubphase wieder verschwinden. Beim chronisch fortschreitenden (progredienten) Verlauf sind die Symptome ähnlich, doch ohne schmerzfreie Intervalle. Später kann es sogar zu zeitweisen Bewegungseinschränkungen im Kieferbereich oder im Ellenbogengelenk kommen, oder zu Schmerzen in den Kniegelenken und Zehengrundgelenken.

Eine Enzymtherapie erfordert Geduld, da die Enzyme nur langsam wirken

Was passiert bei der rheumatoiden Arthritis?

Als Folge eines chronischen Reizes wandern in die Gelenkhaut (Synovialis) massenhaft Immunzellen ein.

Diese B-Lymphozyten vermehren sich so stark (Proliferation), dass sich in der Gelenkhaut ein knospenbildendes Gewebe wie Lymphknoten über den Knorpeln ausbreitet und schließlich in die Knorpel eindringt. Gleichzeitig beginnt auch das Bindegewebe zu proliferieren, so dass der Knorpel von dieser Seite ebenfalls geschädigt und letztendlich zerstört wird. An seine Stelle tritt fibröses Gewebe. Außerdem produzieren die B-Lymphozyten besondere Abwehrstoffe – Immunglobuline –, die sich wiederum in der Gelenkflüssigkeit zu den genannten Rheumafaktoren verbinden und die sich gegen Antikörper wie auch gegen gesunde Zellen richten. Immer mehr krankmachende (pathogene) Immunkomplexe bilden sich in der Gelenkflüssigkeit. Ein Teil dieser Immunkomplexe bleibt dort, andere treten ins Blut über (zirkulierende Immunkomplexe), lagern sich an Rezeptoren an und lösen dort gewebezerstörende Entzündungen aus, so dass es zu weiteren Immunkomplexerkrankungen wie Gefäßentzündungen (Vaskulitiden), Hautentzündungen, Lungenfibrose (seltener), Nierenentzündungen oder zu einer – und das vor allem bei Männern – Herzbeutelentzündung (Perikarditis bei 40 % der Patienten) und ähnlichen Entzündungen kommen kann. An diesen Autoimmunerkrankungen sind auch zellzerstörende (zytotoxische) Immunzellen beteiligt, die bestimmte gesunde Zellen direkt angreifen und zerstören.

Die meisten Menschen mit RA müssen mit einem progressiven Verlauf der Erkrankung rechnen. Über 65% der RA-Patienten werden innerhalb von zehn Jahren erwerbsunfähig. Wie gesagt – die Krankheit ist nicht tödlich, aber sie kann den Erkrankten in kurzer Zeit zum Pflegefall werden lassen. Deshalb wird intensiv nach neuen Medikamenten und Behandlungsstrategien geforscht.

Die Therapie der rheumatoiden Arthritis

Die Therapie der rheumatoiden Arthritis basiert auf zwei Säulen: Mit der „Basistherapie" soll der Prozess der Gelenkzerstörung gestoppt oder zumindest verlangsamt werden. Symptomatisch wirkende Medikamente dagegen sollen die Schmerzen, Schwellungen und Entzündungen abbauen. Früher wurden Patienten mit RA oft jahrelang nur mit nichtsteroidalen Antirheumatika (NSAR, z. B. Diclofenac) oder – vor allem in den USA – mit Acetylsalicylsäure (ASS, Aspirin) oder mit Gold behandelt. Rheumatologen halten diese Strategie heute für falsch, da die Weichen für die Zukunft bereits in den ersten beiden Erkrankungsjahren gestellt werden. Sie entscheiden über das weitere Schicksal des Patienten. Bei zu „sanfter" Behandlung kann es nämlich relativ rasch zu bleibenden Schäden am Gelenk kommen.

Deshalb greift man heute möglichst früh mit Medikamenten ein, die gezielt die aggressiven gelenkzerstörenden Prozesse beeinflussen. Gleichzeitig muss man den Patienten von seinen quälenden Beschwerden befreien.

Zur Standardbehandlung von Rheuma zählen nach wie vor die Nichtsteroidalen Antirheumatika (NSAR oder Non-Steroidal Anti-Inflammatory Drugs – NSAIDs). Sie lassen Schwellungen abklingen, lindern die Steifigkeit der Gelenke und Schmerzen durch Hemmung der Gelenkentzündung, ändern jedoch nichts am Fortschreiten der RA und ihren Folgeschäden. Zu den NSAIDs zählen verschreibungspflichtige Medikamente wie COX-2-Inhibitoren und frei verkäufliche Mittel wie Aspirin, Ibuprofen oder Naproxen. Sie haben den Vorteil, dass sich die Symptome des Patienten relativ schnell bessern, die Schmerzen nachlassen. Dies wird jedoch mit einem nicht unerheblichen Risiko an Nebenwirkungen bezahlt; beispielsweise durch die Hemmung der Prostaglandinsynthese.

Die Funktion der Prostaglandine

Nachdem Prostaglandine im Zusammenhang mit Entzündungen immer wieder erwähnt werden, sei hier kurz erklärt, um was für eine Art von Substanzen es sich dabei handelt: Prostaglandine sind schnellflüchtige Gewebshormone, die am Ort der Entzündung Schwellungen und Schmerzen verursachen. Blockiert man ihre Synthese (Herstellung) beispielsweise mit einem nicht steroidalen Antirheumatikum, bleiben die für Entzündungen typischen Erscheinungen aus. Nur wird die Prostaglandinsynthesehemmung dann nicht ausschließlich am Zielort, sondern im gesamten Organismus unterdrückt. Das bedeutet

- dass unter anderem ihre schleimhautschützende Funktion an der Magenschleimhaut wegfällt, was zu Magenschleimhautentzündungen führt,
- dass an der Niere die durch Prostaglandine geregelte Natrium-Ausscheidung nicht mehr funktioniert und der Patient Schwellungen (Ödeme) z. B. an den Gelenken bekommt,
- dass sich die Lungenbläschen zusammenziehen können, so dass der Patient ein so genanntes NSAR-Asthma bekommt.

Prostaglandine sind wichtig und notwendig. Sie wirken bei zahlreichen, durch Hormone gesteuerten Funktionen mit – jedoch sehr unterschiedlich: Zum Beispiel regen sie in der Gebärmutter die Muskeln an, wodurch die Wehen ausgelöst werden. Prostaglandine der A- und E-Reihe wirken auf die glatte Muskulatur der Bronchien krampflösend und kontraktionshemmend. Andere Prostaglandine schotten ein verletztes Areal sofort ab, um das Verströmen des Blutes zu verhindern und die Blutung zum Stillstand zu bringen. Auf die glatte Muskulatur des Magens dagegen wirken sie exakt umgekehrt: zusammenziehend und krampferzeugend (spasmogen), um nur einige Eigenschaften zu nennen.

Prostaglandine sind also so gut wie bei jedem entzündlichen Prozess beteiligt und folglich auch bei Immunreaktionen. Deshalb versucht man manchmal, beispielsweise bei einem Magengeschwür oder der Gefahr (Thrombose, Infarkt) einer stärkeren Zusammenballung von Blutplättchen (Thrombozytenaggregation), ihre (weitere) Entstehung zu hemmen oder total zu unterbinden. Das bekannteste Antiprostaglandinmittel dürfte Aspirin (Acetylsalicylsäure = ASS) sein. Weitere Prostaglandinsynthesehemmer sind vor allem schmerzstillende (Analgetika) und entzündungshemmende Präparate (Antiphlogistika). Sie stoppen die Produktion von (zu vielen) Prostaglandinen.

Möglichkeiten der Rheumatherapie

- Kortikosteroide: Oral oder injizierte Hormone zur Entzündungshemmung. Hauptnebenwirkungen sind die Gefahr einer Osteoporose sowie Hautveränderungen (Papier-/Pergamenthaut).
- Herkömmliche krankheitsmodifizierende Antirheumamittel (so genannte Disease Modifying Anti-Rheumatic Drugs – DMARDs) lindern Schmerzen, verringern Gelenkschwellungen und wirken positiv auf den Krankheitsverlauf. Zu den herkömmlichen DMARDs gehörten Methotrexat, Sulfazalazin und Hydroxychloroquin sowie Goldpräparate.
- Biologika: Ebenfalls krankheitsmodifizierende Therapien, die den Tumornekrosefaktor (TNF) hemmen. Es hat sich herausgestellt, dass diese (neuen) Mittel die Zeichen und Symptome der RA bessern und fortschreitende Strukturschäden in den Gelenken verzögern.
- Radiosynoviorthese: Diese Methode ist leider relativ unbekannt, obwohl bei über 90% der Patienten die Schmerzen erheblich verringert, meist sogar ganz beseitigt werden können. Eine schwach radioaktive, jedoch ungefährliche Substanz wird in die „rheumatische“ Gelenkhöhle gespritzt, wobei sie den zerstörerischen Entzündungsprozess stoppt, aber Knorpel und Knochen schont.

Jeder Mensch ist – zum Glück – ein Individuum und kann auf ein bestimmtes Medikament völlig anders reagieren als ein anderer mit gleicher Krankheit und gleichen Symptomen. Aus diesem Grund können (und sollen) in einem Buch nur Erklärungen zu den verschiedenen Behandlungsstrategien gegeben werden, keinesfalls für jedermann gültige „Gebrauchsanweisungen“. Wichtig wäre jedoch, wieder zu lernen, mehr auf den Körper und in sich zu horchen, anstatt auf das, was von der Nachbarin oder beim Friseur erzählt wird. Man darf nicht – und das gilt ganz besonders, wenn es um die Gesundheit geht – jedes „Wundermittel“ kaufen und ausprobieren. Vor allem dann nicht, wenn es „Wunder“ verspricht.

Wie helfen Enzyme bei rheumatoider Arthritis?

Enzyme sind also kein Wundermittel gegen rheumatoide Arthritis. Sie besitzen aber im Vergleich zu den Standardpräparaten der Rheumatherapie zwei große Vorteile: Sie haben keine Nebenwirkungen! Sie sind ungefährlich!

Die Wirksamkeit einer Enzymtherapie mit der von Basismedikamenten wurde in zahlreichen Studien verglichen. Meist wirkten die Enzymgemische genauso gut wie die jeweiligen Basistherapeutika. Jedoch vertrugen die Patienten die Enzyme besser und litten nicht oder kaum unter Nebenwirkungen. Gerade hydrolytische Enzyme weisen einige für rheumatische Erkrankungen interessante Wirkmechanismen auf: Sie haben nachweislich antiphlogistische Eigenschaften, sie hemmen also Entzündungen; außerdem fribrinolytische Potenzen: Sie sorgen für den Abbau von Blutgerinnseln. So wird zum Beispiel Trypsin seit langem bei Thrombosen eingesetzt; Chymotrypsin und Bromelain besitzen ähnliche Eigenschaften.

Eine Kombination dieser drei Substanzen mit anderen hydrolytischen Enzymen verstärkt die Wirksamkeit der einzelnen Komponenten und ergibt einen analgetischen, also schmerzlindernden Effekt. Enzyme können bei RA nicht nur wie Basismedikamente wirken, sondern zudem die Abwehrkräfte des Patienten steigern. Bei beiden, der Therapie mit Enzymen wie auch der mit Basismedikationen, dauert es jedoch zwei bis drei Monate bis zum Eintritt einer Besserung. Diese Tatsache muss bei Krankheiten, die sich über einen langen Zeitraum entwickeln und auf „sanfte“ und natürliche Art behandelt werden, einkalkuliert sein.

Wichtig

Enzyme bringen keine dramatischen Änderungen binnen weniger Tage – weshalb der Patient seine Basis- und Schmerzmitteltherapie weiterführen muss –, sondern man braucht Geduld und Durchhaltevermögen. Die Erkrankung wird zurückgehen, aber es dauert einige Zeit, bis sich erste Erfolge einstellen!

Bei manchen Patienten kann es während der Enzymtherapie in der ersten Behandlungswoche sogar zu einer Verschlimmerung der Gelenkschmerzen kommen, wofür vermutlich die Mobilisierung der Immunkomplexe aus dem Gewebe verantwortlich ist. Die Möglichkeit, Enzyme problemlos mit nichtsteroidalen (cortisonfreien) Antirheumatika kombinieren zu können, ist besonders bei sehr schweren Erkrankungen für die erste Zeit wichtig. Wenn sich die Symptome dann nach etwa drei Wochen bessern, kann der Patient langsam aus der NSAR-Therapie „ausschleichen“: Er reduziert allmählich die Dosierung – nach Rücksprache mit seinem Rheumatologen. Denn keinesfalls darf eine Therapie mit Cortison oder NSAR wegen der Enzymtherapie abrupt unterbrochen werden. Wird ein Patient schon sehr lange mit Zytostatika behandelt, sind Enzyme allerdings nicht mehr sehr effizient.

Was bei Rheuma noch zu tun ist

Zur Therapie von Rheuma gehören nicht nur Medikamente. Stets ist auch eine physikalische Therapie notwendig, gerade dann, wenn sich die Symptome bessern. Außerdem kann jeder Patient selbst etwas gegen seine Krankheit unternehmen: die Gelenke stabilisieren und die Muskeln stärken durch gezielte Gymnastik und Bewegungsübungen sowie durch geeignete Sportarten wie Schwimmen (in nicht zu kaltem Wasser), Tanzen, Laufen und Spazierengehen. Auch Massagen und Packungen helfen. Wärme- oder Kältebehandlungen (Thermo- bzw. Kryotherapie) lindern Schmerzen, ebenso Elektrotherapie oder Ultraschall. Wichtig für den Rheumatiker ist die richtige Ernährung: viel frisches Gemüse, Salate und Obst, dazu reichlich mehrfach ungesättigte Fettsäuren, die vor allem in pflanzlichen Ölen (Ausnahme: Palmöl, Kakaoöl und Kokosfett!) vorkommen. Fachleute empfehlen zusätzlich eine hochdosierte Gabe von Vitamin A und vor allem von Vitamin E (z. B. Weizenkeimöl, Alpha-Tocopherol).

Weitere Erkrankungen mit Gelenkentzündungen

Die Krankheitsbilder Morbus Reiter, Morbus Bechterew und Psoriasis haben eine entscheidende Gemeinsamkeit: Alle Erkrankten haben ein Erbmerkmal namens HLA-B27 in der Anlage eines Zelloberflächenmoleküls auf den Körperzellen. Die drei Erkrankungen beschränken sich nicht auf bestimmte Körperstellen, sondern ziehen weitere Bereiche des Organismus in Mitleidenschaft. Neben Gelenkentzündungen leiden die Patienten unter Haut- und Schleimhautveränderungen sowie Entzündungen von Gefäßen und Organen wie Augen, Herz, Genitalien, Harnleiter und Gebärmutter.

Morbus Reiter

Auf den Morbus Reiter (Reiter-Krankheit) soll hier nur insofern kurz eingegangen werden, weil er möglicherweise den Partner befallen kann. Unter der Reiter-Krankheit leiden fast ausschließlich (junge) Männer, und sie wird fast immer über einen durch Geschlechtsverkehr übertragenen Erreger (Chlamydien-Infektion) ausgelöst. Enzyme zusätzlich zur Antibiotikatherapie können hier helfen, die vielfältigen entzündlichen Symptome (Haut- und Schleimhautbefall, Bindehaut-, Harnröhren- und Gelenkentzündungen) zu lindern und die Dosis der anderen Medikamente zu reduzieren.

Morbus Bechterew

An Morbus Bechterew (Spondylitis ankylosans) erkranken Männer (vor allem junge zwischen dem 20. und 35. Lebensjahr) etwa fünfmal häufiger als Frauen. Wie bei allen entzündlichen rheumatischen Erkrankungen lösen vermutlich Erreger oder chronische Entzündungsherde wie Prostatitis (Entzündung der Prostata), Urethritis (Harnleiterentzündung), Zervizitis (Gebärmutterschleimhautentzündung) oder eine akute Darmentzündung (Enteritis) die Krankheit aus. Die entzündlichen Veränderungen lassen Gelenkknorpel, vor allem die der Wirbelsäule, verknöchern, es entsteht der typische Rundrücken und ein nach vorne und unten gedrückter Kopf. Vor allem im LWS-Bereich strahlen Schmerzen in die Gesäß- und Oberschenkelmuskulatur aus. Im Gegensatz zu Ischiasbeschwerden kann der Betroffene diese Schmerzen durch Bewegungsübungen mindern. Auf dem Röntgenbild zeigen sich die typischen beidseitigen Entzündungen des Iliosakralgelenks, was die Diagnose erhärtet. Wichtig ist auch hier der Nachweis des HLA-B27-Antigens auf den Zelloberflächen, das bei fast allen Bechterew-Erkrankten nachgewiesen werden kann.

Die übliche Therapie beinhaltet nichtsteroidale Antirheumatika (NSAR), während von Cortison abgeraten wird. Nur bei extrem starken Schmerzen gibt man gelegentlich Cortisoninjektionen direkt in das schmerzende Gelenk. Da sich an dieser Krankheit ebenfalls Immunkomplexe beteiligen, ist auch der M. Bechterew ein Fall für die Systemische Enzymtherapie. Bei der Langzeittherapie zeigte sich die Enzym- der NSAR-Therapie sogar überlegen. Allerdings gilt hier dasselbe wie bei der Behandlung der RA: Enzyme wirken manchmal erst nach ein bis drei Monaten. Bis dahin sollte der Patient zusätzlich weiterhin die ihm verordneten Medikamente nehmen und dann allmählich aus dieser Therapie ausschleichen. Sehr hilfreich bei Morbus Bechterew haben sich zudem hohe Dosen von Vitamin E (500 mg = 500 I.E.) und Vitamin A erwiesen.

Enzyme wirken machmal erst nach 1 bis 3 Monaten

Psoriasis

Zwischen 2 und 3 % der Menschen hier leiden unter der „Schuppenflechte“ Psoriasis. Während sich die so genannte Psoriasis vulgaris bei den meisten auf Haut und Nägel beschränkt, bekommen etwa 7 % der Psoriatiker zusätzlich Gelenkentzündungen, eine Arthritis psoriatica (auch psoriatrische Polyarthritis, Psoriasisarthritis, Arthropathia psoriatica). Psoriasis ist ebenfalls eine genetisch bedingte Erkrankung, aber es müssen mehrere Merkmale im Erbgut eines Patienten zusammentreffen, damit die Psoriasis ausbricht. Der so genannte Genotyp bestimmt auch den Typ der Psoriasis. Verletzungen, Infektionen und seelische Probleme gelten als Auslöser. Sie tritt bei Frauen und Männern etwa gleich häufig auf. Die Psoriasis ist zwar eine gutartige Erkrankung und erhöht nicht das Krebsrisiko, doch sie schränkt die Lebensqualität des Betroffenen ungeheuer stark ein. Einfach, weil der „Hautausschlag“ sehr abstoßend aussehen kann, besonders wenn er an Gesicht und Händen und im Bereich der Geschlechtsmerkmale auftritt; außerdem führt die Arthritis psoriatica zu schweren Funktionseinbußen an Händen und Füßen.

Ziel der Therapie ist, die Überproduktion der verhornenden Hautzellen zu reduzieren und die begleitende Entzündung auszuschalten. Vor allem mit speziellen Cremes und Bädern versucht man, eine Auflösung der verhornten Haut zu erreichen. Gute Erfolge erzielt man auch mit hochdosierten Vitamin-A-Gaben. Cortison oder Zytostatika sollten nur in äußerst schweren Fällen eingesetzt werden. Klima und Sonne sind für Psoriatiker sehr wichtig. Viele „kuren" deswegen in Spezialkliniken an der Nord- und Ostsee oder in Israel am Toten Meer. Zu Hause helfen manchmal spezielle UV-Bestrahlungen. All das lindert zwar die Symptome, die Anlage bleibt jedoch bestehen.

Enzyme sind in der Lage, die entzündlichen Reaktionen zu mildern und die Gelenkschmerzen zu bessern. Außerdem können mit ihnen die hohen Dosen nebenwirkungsreicher Medikamente reduziert werden.

Enzyme als Therapeutika bei Arthrosen

Während die rheumatoide Arthritis (RA) an der Knochenhaut beginnt und erst später den Knorpel angreift, ist es bei der Arthrose genau umgekehrt. Diese Verschleißerscheinung beginnt am Knorpel und der Betroffene spürt so lange nichts, bis der meist durch eine Über- oder Fehlbelastung abgeschilferte Knorpel im Gelenkspalt als Fremdkörper empfunden wird. Kommt noch ein zusätzlicher Irritationsfaktor, beispielsweise eine plötzlich stärkere Belastung oder eine Verletzung dazu, nimmt die Entzündung ihren Lauf: Aus der stummen Arthrose wird eine aktivierte Arthrose.

Unter Arthrose leidet im Grunde jeder Mensch, vorausgesetzt, er wird alt genug, dies zu erleben. Die Entwicklung einer Arthrose ist ein eher mechanischer Prozess: Die Knorpelzellen eines besonders beanspruchten Gelenks sind durch Über- und/oder Fehlbelastung im Laufe der Zeit geschädigt worden. Bevor eine Knorpelzelle endgültig abstirbt, durchläuft sie eine Phase, wo sie sich vergrößert. Gleichzeitig schließt sie sich mit anderen Chondrozyten (Knorpelzellen) zu ungeordneten Zellhaufen (Clustern) zusammen und steigert die Bildung von Kollagen. Leider wird aber jetzt nur fehlerhaftes Kollagen produziert, das für die Gelenke zu weich ist und Wasser nicht binden kann, wodurch der Gelenkknorpel spröde und rasch abgerieben wird. Irgendwann schützt er dann den darunter liegenden Knochen nicht mehr. Der abgeriebene „Knorpelstaub" schwebt in der Gelenkflüssigkeit und reizt die Gelenkhaut. Sie schwillt an und entzündet sich. Das lockt Makrophagen an, die sich so lange vermehren, bis sie sich selbst vernichten.

Jahrzehntelanges Übergewicht kann zu Arthrose führen

Die Ursachen für diese degenerative Entwicklung können durchaus schon im Kindesalter zu finden sein: in einer nicht erkannten Fehlbildung der Hüftpfanne, in Fehlstellungen der Kniegelenke (O-Beine, X-Beine) oder als Folge von nicht achsengerecht eingerichteten Beinbrüchen. Auch extreme sportliche Belastungen der Gelenke, besonders in der Entwicklungsphase, schaffen Grundlagen für Arthrosen; und nicht zuletzt jahrzehntelanges Übergewicht, das massiv die Gelenke belastet und abnutzt. Weitere Gründe sind die mit zunehmendem Alter abnehmende Qualität des Knorpels, die nachlassende Fähigkeit, Wasser zu binden und entsprechend der Verlust der Elastizität. Nahezu jeder Mensch über fünfzig Jahre leidet unter degenerativen Veränderungen, doch nur bei einem Viertel bis einem Fünftel führen sie zu Beschwerden, beispielsweise zu Rückenschmerzen. Arthrose-Gelenke schmerzen. Plötzliche lokale Schmerzattacken, kombiniert mit einer Ausstrahlung des Schmerzes in einen Arm oder ein Bein, weisen auf eine zusätzliche Nerven- oder Gefäßreizung hin. Der Haupt-Krankheitsprozess findet bei der Arthrose im Knorpel statt, in dem weißlich aussehenden, druckfesten, elastischen Stützgewebe ohne Blutgefäße und Nerven. Durch Bindegewebe (Knorpelhaut, Perichondrium) ist der Knorpel mit dem Stoffwechsel verbunden, vor allem mit der Gelenkschleimhaut, über die er mit Nährstoffen und Sauerstoff versorgt wird. Bei übermäßiger Belastung, durch eine Verletzung (Trauma) oder wenn der Knorpel von Natur aus wenig widerstandsfähig ist, raut sich seine Oberfläche auf und kleinere Knorpelbestandteile werden abgesprengt. Durch das Dünnerwerden des Knorpels kommen die Knochen einander immer näher. In den Endstadien der Arthrose gibt es überhaupt keinen Spalt mehr: Knochen reibt auf Knochen. Dieser Vorgang geht auch mit einer Verformung des Gelenks einher, weshalb der Arzt von einer „Arthrosis deformans“ spricht.

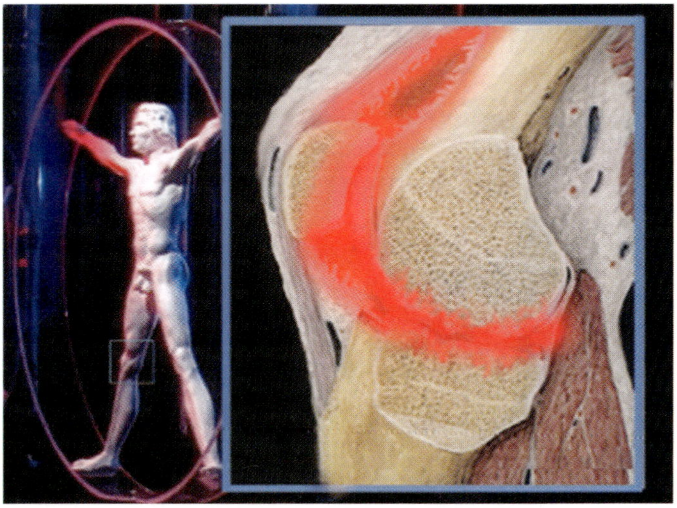

Entzündetes Kniegelenk: Die Gelenkhaut ist entzündet, Knorpel und Knochen sind bereits in Mitleidenschaft gezogen.

Wird die anliegende Gelenk- oder Knochenhaut so gereizt, dass sie anschwillt (Ödem) und sich entzündet, hat sich die Arthrose aktiviert, sie schmerzt nun nicht nur bei Belastung, sondern auch in Ruhe, vor allem nachts, gleichzeitig beeinträchtigt die Entzündung die Ernährung des Knorpels. Ziel einer Arthrosebehandlung ist, den Knorpelabbau aufzuhalten oder zu verhindern sowie eventuelle Entzündungen auszuheilen.

Das Therapieschema dazu beruht auf mehreren Säulen:

1. Die Funktion der Knorpelzellen soll verbessert und das entgleiste Enzymsystem (ein Merkmal ist die Entzündung) harmonisiert werden.
2. Die Überbelastungen müssen ausgeschaltet werden.

3. Gegebenenfalls ist eine Fehlstellung von Knochen bzw. Gelenken operativ zu korrigieren.
4. Die Entzündung selbst muss bekämpft werden, da jede Entzündung den Knorpel angreift. Deshalb ist eine antientzündliche Therapie sehr wichtig. Die medikamentöse Behandlung sollte durch physikalische und balneologische Maßnahmen ergänzt werden.

Nichtsteroidale Antirheumatika sind zwar in der Lage, die entzündlichen Prozesse im Gelenk rasch einzudämmen, jedoch beeinflussen sie wiederum den Stoffwechsel des Knorpels negativ, nur wenige sind „Knorpel-neutral". Zudem schlagen sie auf den Magen. Hydrolytische Enzyme dagegen können grundsätzlich zur Therapie bei degenerativen Gelenkprozessen mit Entzündungen eingesetzt werden. Eine Enzymtherapie greift bei der aktivierten Arthrose an verschiedenen Stellen in das Geschehen ein:

- Sie vermindert die entzündlichen Ödeme,
- löst die Ansammlung der abgelösten Knorpelbestandteile (Detritus) und
- die Abbauprodukte der Fibrine auf (Fibrinolyse).

Doch als erstes müssen die typischen Begleiterkrankungen erkannt und behandelt werden. Übergewichtige sollten rigoros abspecken, denn die überflüssigen Kilos belasten nicht nur Wirbelsäule, Hüft- und Kniegelenke, sondern führen auch zu Stauungen der Venen- und Lymphbahnen. Krankengymnastische Behandlungen und regelmäßige Bewegung sind ein weiterer wichtiger Punkt in der Arthrosebehandlung, ebenso (Unterwasser-)Massagen und Moor-Schlamm-Bäder. Unterstützen kann man diese Therapien mit hautreizenden Salben oder Pflastern, welche die in der Tiefe sitzende Entzündung über die Haut ableiten können. Ödeme schwellen durch Lymphdrainage ab. Hydrolytische Enzyme haben keine knorpelaufbauende Wirkung. Dafür stehen andere Medikamente (Chondroprotektiva) sowie andere Verfahren zur Verfügung. Enzyme regulieren jedoch die Entzündungen, sie verbessern die Durchblutung und die Nährstoffversorgung. Sie verhindern überschießende Reaktionen und die Gefahr einer Chronifizierung. Auch hier sollte man daran denken, dass die Enzymtherapie nicht sofort wirkt. Doch je früher Enzyme zusätzlich eingesetzt werden, desto besser sind natürlich die langfristigen Ergebnisse.

Enzyme zur Behandlung von Muskel- und Weichteilrheumatismus

Man muss nicht Tennis spielen, um einen Tennisarm zu bekommen. Solche Risiken haben auch Sekretärinnen, Bandarbeiter und Hausfrauen. Schlechte Körperhaltung, einseitige Bewegungen, Überbelastung und sogar Stress können das Bindegewebe schmerzhaft verändern. Der Arzt fasst solche Beschwerden unter dem Begriff „Weichteilrheumatismus“ zusammen. Es handelt sich um entzündliche und nichtentzündliche degenerative Krankheitsprozesse der Weichteile des Körpers, beispielsweise der Muskeln (Myositis), des Fettgewebes (Panniculitis), bei Schultersteife (Epikondylitis), Schleimbeutelentzündung (Bursitis), Neurofibrom, Polyneuropathie und Kollagenosen. Ein Dauerschmerz bremst die aktive Bewegung des Gelenks, das sich jedoch passiv bewegen lässt.

Die Ursache des Weichteilrheumatismus ist meist eine erhöhte Grundspannung (Tonus) der Muskulatur, die den Sauerstoff- und Nährstoffverbrauch steigert. Gleichzeitig engen die unter Spannung stehenden Muskelfasern die versorgenden Blutgefäße ein. Dadurch wird auch der Abtransport von Stoffwechselresten eingeschränkt, sie häufen sich an und das wiederum beeinträchtigt den Regelmechanismus der Blutgefäße: Blut strömt langsamer und bestimmte Gewebestellen werden nicht mehr genügend versorgt. Es ist ein Teufelskreis, der schließlich in einer chronischen Entzündung endet. Auslöser für die Erhöhung des Muskeltonus können psychische Faktoren wie Stress, Depression und Angst sein. Daher auch der Name „psychogener Rheumatismus“. Bereits vorhandene Schmerzen verstärken sich durch Kälte, Nässe und Überbeanspruchung bestimmter Körperstellen (Mikrotraumen, kleine Verletzungen oder eine körperliche Fehlhaltung). Meistens empfindet der Patient Schmerzen entlang von Sehnensträngen, schmerzhafte Druckpunkte sind an den Stellen, wo Sehnen oder Muskeln am Knochen ansetzen: Arme, Rücken, Nacken, Schultern, Brustkorb und im Bereich der Lendenwirbelsäule. Hier spürt man möglicherweise Knoten, so genannte Mygelosen. Frauen leiden häufiger unter Weichteilrheumatismus als Männer und oft handelt es sich um Menschen, die körperlich nicht sehr aktiv sind.

Weitere Maßnahmen bei Weichteilrheumatismus

Wichtig für den Patienten ist zunächst, Spannungen und Belastendes abzubauen, was besonders auf Menschen mit einer Anlage zum Perfektionismus zutrifft. Viele Patienten reagieren depressiv mit Symptomen wie Kopfschmerzen, Missempfindungen im ganzen Körper, Herzklopfen und Frauen mit prämenstruellem Syndrom (PMS) und Menstruationsstörungen.

Im akuten Stadium helfen Kälteanwendungen und Ruhigstellen des schmerzenden Körperteils. Nach Abklingen der akuten Phase sollten die Betroffenen körperlich aktiv werden, am besten eine Sportart erlernen, die ihnen Spaß macht: beispielsweise Tanzen, Jazzgymnastik, Schwimmen.

Auch die richtige Ernährung ist wichtig: Nahrungsmittel aus verschiedenen Getreidesorten, Geflügel und Fisch, viel frisches Obst und rohe Salate, Gemüse, Frucht- und Gemüsesäfte (enzymhaltige Nahrungsmittel); auf fettes Fleisch und Wurst, schwere, in Fett gebackene oder panierte Nahrungsmittel und ähnliches verzichten.

Achten Sie bei Weichteilrheumatismus auf gesunde, vollwertige Nahrung

In den verhärteten Muskeln fließt das Blut langsamer, wodurch Sauerstoff und Nährstoffe knapp werden, sich aber Stoffwechsel-Endprodukte anreichern. Schlecht versorgtes Gewebe, aber auch Sehnenansätze und Schleimbeutel können sich chronisch entzünden, das Gewebe wird immer schlechter versorgt. Enzyme können diesen Kreislauf durchbrechen: Sie helfen, den Allgemeinzustand zu verbessern, indem sie das Immunsystem regulieren und verhindern, dass sich Entzündungsreaktionen hochschaukeln. Sie tragen dazu bei, dass das Blut wieder besser fließt und Stoffwechselreste abtransportiert werden. Am günstigsten ist, eine Woche lang Enzyme hochdosiert einzunehmen – wobei sich auch hier die Schmerzen zunächst etwas verschlimmern können –, um dann auf eine individuelle Erhaltungsdosis einzupendeln.

Enzyme machen Sportler fit

Die meisten Enzympräparate eignen sich zur Therapie von entzündlich- und traumatisch(verletzungs-)-bedingten Ödemen und zur Hämatomresorption, kurz, zur Behandlung gängiger Sportverletzungen. Kombinationspräparate besitzen weitere Indikationen, sie helfen zusätzlich bei autoaggressiven und Gefäßerkrankungen.

Studie

2 Tage vor einem Marathonlauf erhielten jeweils 20 Sportler täglich entweder 3 x 10 Dragees eines Enzymgemischs (Wobenzym®) oder 3 x 10 Dragees Placebo, und vor dem Lauf noch einmal jeweils 10 Enzym- bzw. Placebo-Dragees. Es stellte sich heraus, dass die Leukozytose (Vermehrung der weißen Blutkörperchen), wie sie bei Sportlern unter diesen Bedingungen üblicherweise auftritt, durch die Einnahme von Enzymen wesentlich geringer ausfiel, während die Lymphozyten anscheinend nicht beeinflusst wurden. Daraus schloss *Dr. med. Wolfgang Bringmann*, dass bei akuter sportlicher Belastung Enzyme die Homöostase stabilisieren. Unter Homöostase versteht man die Aufrechterhaltung des so genannten inneren Milieus des Körpers mit Hilfe von Regelsystemen wie Regelung des Kreislaufs, der Körpertemperatur, des pH-Wertes, des Wasser- und Elektrolythaushaltes, der Steuerung des Hormonhaushaltes sowie des Immunsystems.

Dozent *Dr. Bringmann*, Direktor des Sportmedizinischen Institutes Poliklinik Berlin, wollte mit dieser Studie herausfinden, ob Enzyme die Immunabwehr von Sportlern stabilisieren. Durchläuft ein Sportler nämlich ein erschöpfendes Ausdauertraining, so passt sich der gesamte Stoffwechsel dieser Belastung an. Die Immunabwehr dagegen scheint geschwächt zu werden, so dass sich virale und bakterielle Infekte häufen. Zur Unterstützung der Abwehr stehen dann nur sehr wenige Möglichkeiten offen. Eine davon sind Enzyme.

Sport ist stets mit intensivem körperlichem Training verbunden, wobei Sportler oft an ihre Leistungsgrenzen stoßen. Sportarten wie beispielsweise Boxen, Ringen, Judo, Karate, Fechten, Fallschirmspringen oder Skifahren, aber auch Mannschaftssportarten wie Fußball, Hockey oder Handball bergen ein hohes Risiko für Sportverletzungen. Zwar wird jedem möglichst viel körperliche Aktivität empfohlen – auch Tanz, Gymnastik oder Stretching zählen dazu –, doch sie sollte individuell dem jeweiligen Menschen, seinem Alter, dem Gesundheitszustand und dem Konstitutionstyp angepasst sein, ihm Spaß machen und keinesfalls Körper und Organismus überlasten. Ob alt, ob jung und nicht zuletzt dank der reichlichen Freizeit und des nicht minder üppigen Freizeitangebots sind die Menschen hier zu einer Nation von Sportlern geworden. Die Kehrseite der Medaille ist, dass viele ihr Können überschätzen und einen „unvernünftigen“ Ehrgeiz entwickeln. Die Folgen sind Verletzungen und gesundheitliche Langzeitschäden. Obwohl kleinere Verletzungen häufig selbst versorgt werden, gehen jährlich rund eine Million Patienten mit Sportverletzungen in ärztliche Behandlung. Für Arbeitgeber, Patienten und für die Versicherungen ist das ein erheblicher Kostenfaktor.

Mit Enzymen heilen Verletzungen schneller

Bei den meisten Sportverletzungen handelt es sich um Prellungen und Zerrungen. Kann man sich davor schützen? Prinzipiell nein, obwohl gezieltes Aufwärmen und Training die Verletzungsgefahr erheblich herabsetzen. Doch eine „Medizin“, die vor Sportverletzungen schützt, gibt es ebenso wenig wie eine gegen Liebeskummer. Überraschend ist jedoch immer, wenn man einen erheblich verletzten Profisportler kurze Zeit später wieder in voller Aktion beobachten kann: gesund, agil und von einer Verletzung nichts mehr zu sehen, nicht einmal ein Bluterguss. Sind Profis unempfindlicher als „normale“ Menschen? Sicher nicht! Die Ursache für die schnelle Genesung sind Enzyme! Sie bieten nicht nur eine Prophylaxe, sondern sie beschleunigen bei Verletzungen erheblich den Heilungsprozess. Nicht ohne Grund schreibt die American Sporting Association vor, dass Sportler einige Tage vor dem Kampf Enzympräparate einnehmen sollen, um bei eventueller Verletzung weniger Schmerzen zu haben und schneller wieder gesund zu werden.

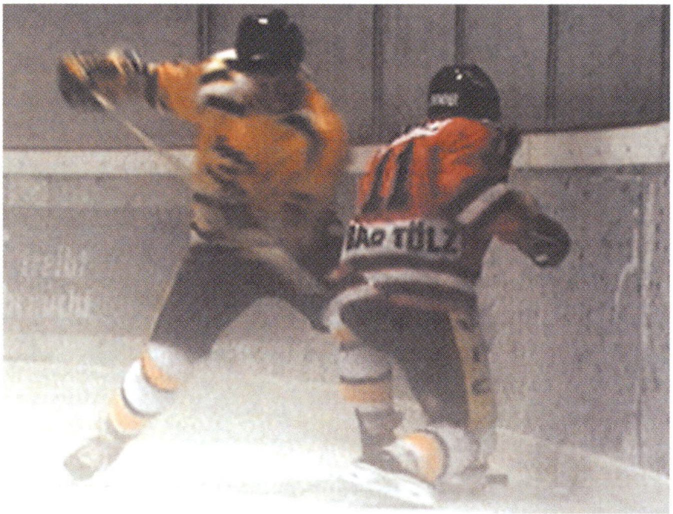

Eishockeyspieler im Nahkampf. Die Spieler nahmen an einer Untersuchung teil, die die Wirksamkeit der Enzymtherapie belegte. Die vorsorgliche Einnahme von Enzympräparaten lässt mögliche Sportverletzungen schneller heilen.

Für viele Leistungs- und Profisportler sind Enzyme seit Jahrzehnten etwas Selbstverständliches. Mit der prophylaktischen Einnahme von Enzymen gelingt es nämlich, akute entzündliche und überschießende Reaktionen von vornherein zu dämpfen und gegebenenfalls einen Heilungsprozess zu beschleunigen. Enzyme haben keine Nebenwirkungen und sind keine Dopingpräparate, doch sie verbessern das Allgemeinbefinden, was bis zu einem gewissen Grad vor Schaden schützt.

Was geschieht, wenn sich jemand beim Sport verletzt?

Jeder Sportler kennt einen Bluterguss (Hämatom), die Folge einer Prellung oder Verstauchung. Die Soforttherapie (Primärtherapie) mit Kühlung und Kompression ist unbestritten wichtig. Auch die äußerliche Behandlung mit Gels und/oder Cremes. Viele nehmen aber nun cortisonfreie (nichtsteroidale) Entzündungshemmer (NSAR) ein mit dem Ziel, die Schmerzen zu lindern und die Schwellung schneller zum Abklingen zu bringen. Nichtsteroidale Antiphlogistika verursachen jedoch zum Teil erhebliche Nebenwirkungen,beispielsweise Magen- und Darmbeschwerden. Außerdem hemmen sie das Immunsystem und auch die Regeneration des Gewebes. Dadurch kann eine vollständige Ausheilung der Verletzung verzögert und sogar verhindert werden. Nicht zuletzt sind diese Arzneimittel relativ teuer.

Studie

In einer Arzneimittelstudie wurde die Bedeutung eines hochdosierten Enzym-Monopräparates an 20 Spielern einer Eishockeymannschaft untersucht. Zusätzlich zur üblichen physikalischen Therapie erhielten 10 Spieler nach akuten traumatischen Verletzungen jeweils 3 x täglich eine Tablette des Enzyms Bromelain (Bromelain-POS®, mindestens 500 F.I.P pro Tablette), während 10 andere Spieler lediglich physikalisch behandelt wurden. Testkriterien waren Ruhe-, Bewegungs- und Druckschmerz sowie Schwellung und Hämatom. Die Enzym-Gruppe verzeichnete bereits nach 1–2 Tagen einen deutlichen Rückgang von Ruheschmerz, Schwellung und Hämatom.
Nach 3–4 Tagen waren die Besserungsraten beim Ruheschmerz, Bewegungsschmerz und der Schwellung sogar extrem unterschiedlich zur anderen Gruppe. Diese registrierte nach 1–2 Tagen lediglich eine Besserung des Ruheschmerzes. Auch Schwellungen und Hämatome waren bereits nach 1–2 Tagen in der Bromelain-Gruppe deutlich geringfügiger. Als Ergebnis der 7–10-tägigen Therapie zeigten sich überlegene Heilungsraten in der Enzym-Gruppe für sämtliche Prüfparameter. Die Regenerationszeit fiel für die Enzymgruppe wesentlich kürzer aus.

Enzyme verkürzen die Rekonvaleszenz

Die Verträglichkeit von Enzymen, ein gerade für Sportler sehr wichtiger Faktor, ist durchweg gut; ernsthafte Nebenwirkungen treten nicht auf. Enzyme wirken von innen, am Entzündungsort, antientzündlich und schmerzlindernd, sie lassen als Stoßtherapie (2–3 x 10 Tabletten/täglich) schmerzhafte Schwellungen schneller abklingen, indem sie die Heilung durch Stoffwechselaktivierung beschleunigen. Eine kombinierte orale und lokale Behandlung mit Enzymen (Enzymsalben) bringt bei Prellungen, Schwellungen, Quetschungen und Zerrungen sehr gute Resultate. Auch bei Muskelfaserrissen, die außerordentlich schmerzhaft sind und oft passieren, wenn der Sportler unaufgewärmt ist, untrainiert oder den Muskel überlastet, sind neben der für einige Tage hochdosierten oralen Einnahme von Enzymen zusätzliche Enzym-Injektionen direkt in den verletzten Muskel sehr wirkungsvoll. Der Schmerz lässt wesentlich schneller nach, der Muskel ist – eingeschränkt – rascher wieder einsetzbar und die sportliche Betätigung kann einige Wochen früher wieder aufgenommen werden. Wichtig ist nur, dass ein Spezialist genauestens lokalisiert, wo die Verletzung liegt und dann in ihrem Umfeld gezielt und vorsichtig das Enzym-Präparat injiziert. Auch wenn es sich hier „nur" um eine intramuskuläre Injektion handelt, sollte sie ausschließlich von einem Arzt durchgeführt werden, da die richtige Platzierung der Spritze wichtig ist und deshalb Kenntnisse und Erfahrung voraussetzt.

Hilfreich ist, zusätzlich mit einer Enzymsalbe vorsichtig die verletzte Stelle (keine offene Wunde!) zu bestreichen. Dasselbe gilt auch bei einem Hämatom, bei Quetschungen, Zerrungen und Prellungen. Enzymsalben unterstützen nämlich das Abklingen von Entzündungen – der Gelenke, Sehnen, Sehnenscheiden, Schleimbeutel, Muskulatur – und lindern natürlich auch rheumatische Erkrankungen.

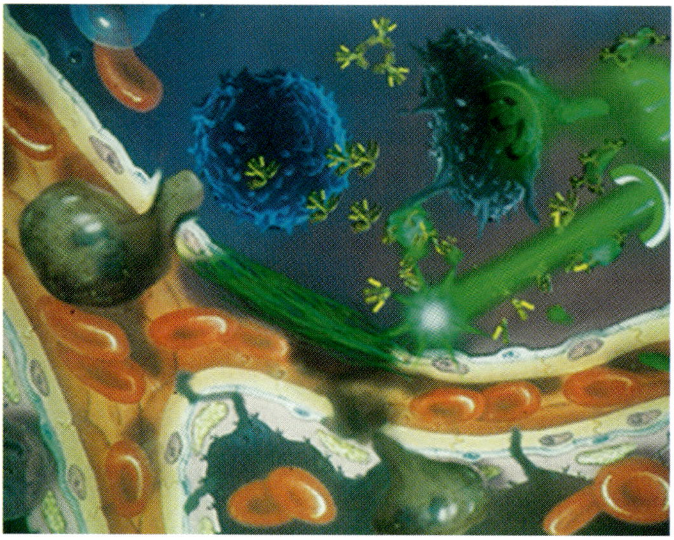

Enzyme unterstützen den Abbau und Abtransport von Immunkomplexen. Enzyme stimulieren die Makrophagen und damit die Phagozytoseleistung. Enzyme bauen in das Gewebe ausgetretene Plasmaproteine ab und unterstützen so die Rückbildung des entzündlichen Ödems. Enzyme verhindern überschießende entzündliche Reaktionen.

Gegenüber den gängigen Medikamenten bieten Enzyme einige Vorteile: Sie reduzieren die Entzündungsreaktion auf das notwendige Maß, stimulieren das Immunsystem und unterstützen die Regeneration des Gewebes. Enzyme bauen relativ rasch Mikrothromben und Fibringerinnsel im verletzten Areal ab und stellen sehr schnell wieder normale Strömungsverhältnisse her. Zugleich werden verletzungsbedingte Stoffwechselprodukte abtransportiert.

Wie kommt dies zustande? Durch massive Gewalteinwirkung von außen wurden feinste Blutgefäße zerrissen. Blut ist in das Gewebe ausgetreten und dort mit Hilfe von Fibrin geronnen. Nun sollten einerseits die verletzten Gefäße wieder geflickt werden, andererseits müssen die Heilkräfte alles, was kaputt gemacht wurde, abbauen und entfernen. Das können Millionen von zerstörten Zellen sein, vor allem aber eine Menge „ausgelaufenes" und geronnenes Blut. Doch wie gelangen die Enzyme überhaupt an den Ort der Verletzungen, wenn sozusagen alle Zufahrtswege verstopft und blockiert sind? Hier beginnt die erste wichtige Aufgabe der Enzyme: Sie müssen die Wege freilegen, das geronnene Blut, die Fibrin-Abriegelungen, Blockaden und Verklebungen, die zur Abdichtung des verletzten Gewebes ursprünglich notwendig waren, beseitigen. Vom Tempo, mit dem dies vonstatten geht, hängt die Geschwindigkeit des Heilungsprozesses ab. Je energischer die eiweißspaltenden Enzyme zupacken, desto schneller kann mit der Reparatur begonnen werden. Der Fortgang der Aufräumarbeiten lässt sich dann mit bloßem Auge verfolgen: Die Schwellung klingt ab und die Farbe des Blutergusses wechselt von dunkelblau über grün zu gelb. Die Verfärbungen des Hämatoms zeigen nämlich an, wie es um die Enzymversorgung des Verletzten bestellt ist. Ein kleinerer Bluterguss sollte schon nach 3–4 Tagen verschwunden sein. Dauert seine Auflösung länger als 8 Tage oder bleicht der Bluterguss noch länger nicht aus, ist dies ein deutliches Zeichen für einen erheblichen Enzymmangel.

Lässt sich so ein Heilungsprozess und die Wirksamkeit einer Enzymbehandlung wirklich messen? Schließlich ist es nicht ganz einfach, den Bluterguss und die Stärke des Schmerzes bei Menschen zu vergleichen.

Experimentelle Studie

Freiwilligen Probanden wurde aus der Vene 2 ml Blut entnommen und danach flach unter die Haut der Innenseite des Unterarms gespritzt. Das so erzeugte Experimentalhämatom unterscheidet sich nicht vom „normalen" Bluterguss infolge einer Verletzung. Farbausprägung, Schmerzintensität, ihr Verlauf sowie das begleitende Ödem sind identisch.

Die Schmerzempfindlichkeit des Hämatoms wurde mit einem Tonometer gemessen. Prüfsubstanz war ein Gemisch aus hydrolytischen Enzymen plus Rutin (Wobenzym®). Rutin, ein Flavonoid, stabilisiert die Gefäßwände und hat eine direkte Wirkung auf die Kapillaren sowie auf die Blutgerinnungszeit. Zu Beginn des Versuchs erhielten jeweils zwölf Probanden (doppelblind, randomisiert) 10 Dragees eines Enzymgemischs oder Placebo.

Anschließend wurde der Druckschmerz tonometrisch ermittelt. Schon nach dreißig Minuten war der Unterschied der Schmerzempfindlichkeit zwischen der Enzym- und der Plazebogruppe sehr deutlich und blieb es während des gesamten Untersuchungszeitraumes von sechs Stunden.

Dr. Michael-W. Kleine entwickelte vor einigen Jahren ein Untersuchungsmodell, das eine Einzelkomponente bei Verletzungen, nämlich das Hämatom, aufgreift.
Fazit: Nach Ansicht von Dr. Kleine ist eine Therapie mit einer Enzymkombination noch wirksamer als mit einem Monopräparat, da jede Enzymart einen etwas anderen Angriffspunkt und Wirkmechanismus aufweist, wobei jedoch die Wirkrichtung dieselbe ist.

Öfter als Knochen werden beim Sport Gelenke oder Bandapparat verletzt. Der am häufigsten betroffene Körperteil ist das Kniegelenk bzw. der mediale Meniskus (im Knie). Bei schweren Verletzungen hilft meist nur noch eine (arthroskopische) Meniskektomie.

Früher bestand die „postoperative Nachbehandlung" in der Ruhigstellung des operierten Körperteils. Davon ist man längst abgekommen. Heute beginnt man so rasch wie möglich mit Bewegungsübungen, sobald Schwellungs- und Schmerzzustand des Gelenks dies erlauben. Denn

- ein guter Ernährungszustand des (Knie-)Gelenkknorpels und damit eine sichere Verhütung zusätzlicher Knorpelschäden sind nur gewährleistet, wenn das Gelenk bewegt und belastet wird.
- Mangelnde Bewegung bedeutet eine Minderdurchblutung des verletzten Areals und folglich auch eine Verzögerung der Wundheilung.
- Eine Schonung beispielsweise eines verletzten Beines hat eine rasche Atrophie (Schrumpfung) der an der Gelenkfunktion beteiligten Muskeln zur Folge.

Nach einer Verletzung läuft bei jedem Trauma eine so genannte „Reaktionskaskade" im Körper ab. Je früher diese unterbrochen werden kann, desto geringer sind die weiteren (sekundären) Verletzungsfolgen und um so kürzer ist die Genesungszeit.

Verlauf einer nicht bakterielle Entzündung bei einer Sportverletzung

- Gewebeschädigung
- Reaktion der Gefäße (vaskuläre Reaktion, kurzes Zusammenziehen der Gefäße durch Adrenalin, dann Gefäßerweiterung)
- Rotfärbung, Störung der Gefäßdurchlässigkeit (durch Kinine, Prostaglandin; Plasma, u.a. auch Albumin, Globulin, Fibrinogen, läuft ins Gewebe)
- Schwellung, Schmerz, Funktionseinschränkung
- Reaktion der Leukozyten (wandern in das Gewebe aus, Phagozytose)
- Proliferation des lokalen Gefäßbindegewebes (Granulationsgewebe)
- Narbenbildung (faserreiches, zell- und gefäßarmes Bindegewebe)

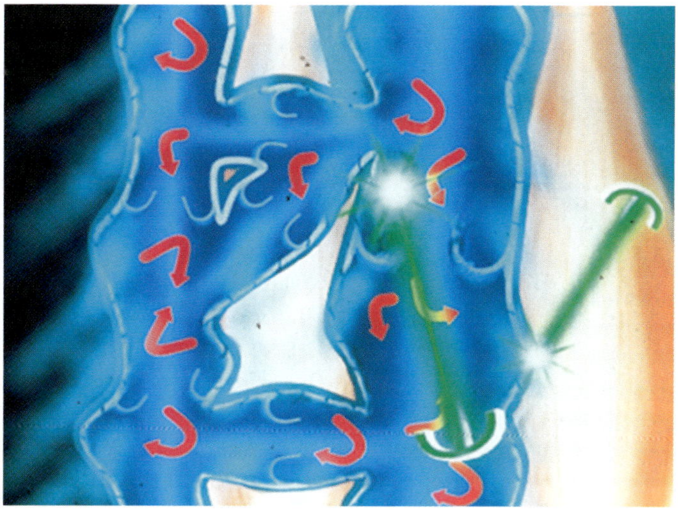

Enzyme spalten das ausgetretene Plasmaeiweiß und unterstützen so dessen Abbau und Abtransport. Enzyme helfen entstandene Mikrothromben aufzulösen und verbessern die Fließeigenschaften des Blutes und die Durchblutung.

Gerade in der Sportmedizin gibt es für die proteolytischen Enzyme hervorragende Einsatzmöglichkeiten. Alle Arten von Sportverletzungen, vom Hämatom über Verstauchungen (Distorsionen) bis hin zu postoperativen Zuständen (nach einer Operation), können mit Enzymen therapiert und die Heilung beschleunigt werden. In einer plazebokontrollierten Untersuchung an 96 Patienten mit einer Sprunggelenksdistorsion wurde beispielsweise gezeigt, dass unter der Enzymtherapie die Zeitspanne sowohl bis zur Beschwerdefreiheit wie auch bis zur Herstellung der Beweglichkeit weitaus kürzer war als bei den Patienten, die Plazebos erhielten.

Und noch etwas können Enzyme: Vor Beginn einer Tour durchs Karwendelgebirge bekam die Hälfte der Teilnehmer ein Enzymgemisch (Wobenzym®). Diese – übrigens nicht besser trainierten Sportler – hatten im Gegensatz zu den anderen hinterher keinen Muskelkater.

Enzyme sind keine Analgetika, lindern aber trotzdem Schmerzen

Immer wieder wurde in Studien, in denen ein Medikament oder ein Plazebo mit der Enzymtherapie verglichen wurde, ein analgetischer (Aufhebung der Schmerzempfindlichkeit) Effekt von den enzymbehandelten Patienten festgestellt. Normalerweise führen eine Verletzung oder ein eingedrungenes Antigen im Gewebe zur Freisetzung bestimmter Mediator-Substanzen, die eine Reihe von Reaktionen auslösen. Der erhöhte Druck – eine der Reaktionen – im Gewebe verursacht Schmerz, der noch verstärkt wird durch eine direkte Wechselwirkung zwischen freigesetzten Mediator-Substanzen und Schmerzrezeptoren. Enzyme wirken nicht direkt auf die Schmerzrezeptoren, sie hemmen auch nicht die Synthese schmerzauslösender Stoffe. Wieso stellen die Patienten dennoch ein Nachlassen der Schmerzen fest?

Der schmerzlindernde Effekt von Enzymen beruht auf ihrem Einfluss auf die Mikrozirkulation: Sie lösen Mikrothromben auf und beseitigen Ödeme aus den

Zwischengeweben, wodurch sich die Durchblutung im Bereich der Kapillaren verbessert. Dadurch wird der schmerzhafte Sauerstoffmangel im Gewebe beseitigt und gleichzeitig reduziert der Rückgang der Schwellung die quälende Gewebespannung. Mit der verbesserten Durchblutung und der Ausschwemmung des Ödems werden Entzündungsprodukte entfernt.

„Das Ödem ist Voraussetzung dafür, dass sich das Gewebe regenerieren kann, da es die Zellvermehrung und das Zellwachstum erst ermöglicht, erklärt *Dr. Hans-Dieter Rahn*, Wiesbaden. „Außerdem regt es die Ausbildung des Granulationsgewebes an. Und schließlich bewirkt das Ödem eine Verdünnung der Konzentration toxischer Zerfallsprodukte im Gewebe. Daher ist eine forcierte, antiödematöse Therapie nach einer Verletzung nicht unbedingt anzustreben. Enzyme schwemmen das Gewebewasser jedoch nicht um jeden Preis aus. Vielmehr entfalten sie ihre Wirkung über eine Beschleunigung der Geweberegeneration. Bei Verletzungen treten aufgrund der entzündungsbedingten Erhöhung der Gefäßpermeabilität (Durchlässigkeit) Proteine aus dem Intravasalraum (Raum innerhalb der Blutgefäße) ins Interstitium (der zwischen den Zellen von Bindegewebe ausgefüllte Raum), die durch proteolytische Enzyme aufgespalten werden. Die Bruchstücke können dann wegen ihrer geringeren Größe leichter über Lymphe und Blut abtransportiert werden. Damit sinkt die Osmolarität (Druck der Moleküle in der Flüssigkeit) im Gewebe, es wird weniger Wasser gebunden und die Schwellung geht zurück. Das in dem Enzymgemisch (Wobenzym®) enthaltene Rutin wirkt zusätzlich gewebeabdichtend. Dadurch wird die durch Entzündungsmediatoren vermittelte, überschießende und damit pathologische Gefäßpermeabilität reduziert."

Enzyme bei Gefäßerkrankungen: Damit das Blut wieder fließt

Beinahe die Hälfte aller Todesfälle in den Industriestaaten geht auf Herz- und Kreislauferkrankungen, auf Arteriosklerose und daraus resultierenden Infarkte am Herzen, im Hirn oder in anderen Organen zurück. Statistisch gesehen wird so jedes Jahr allein in Deutschland eine Stadt von der Größe Nürnbergs „entvölkert“. Hinzu kommt die Zahl der Menschen mit Venenschwäche: Fünf bis sechs Millionen Menschen haben ein Venenleiden. Die gesetzlichen Krankenkassen führen 5 % aller Krankmeldungen und 2,5 % aller Arbeitsunfähigkeitstage auf Venenerkrankungen zurück. Etwa 25 000 Menschen sterben bei uns jährlich an den Folgen eines Venenleidens. Gefäßerkrankungen bedrohen also nicht nur die Gesundheit, sondern das Leben.

Arterien, Venen und Lymphgefäße bilden eine Einheit. Durch sie wird sowohl eine ständige Sauerstoff- und Nährstoffversorgung wie auch der Abtransport von Stoffwechselabfällen und Kohlendioxid gewährleistet. Kommen in den Gefäßen Störungen vor, wirkt sich dies auf den gesamten Organismus aus. Die Folgen: Koronare Herzerkrankungen, Herz- und Hirninfarkt, Blutgerinnsel, Krampfadern und offene Beine (siehe „Weiterführende Literatur“).

Schon seit Jahrzehnten therapiert man akute arterielle und venöse Thrombosen oder Embolien mit einer intravenösen Zufuhr von Enzymen (Streptokinase, Urokinase und Tissue Plasminogen Activator = TPA), wodurch man Prognose und Lebensqualität der Patienten erheblich verbessern kann. Auch Aspirin (ASS = Acetylsalicylsäure) und andere Medikamente werden zur Verringerung des Infarktrisikos empfohlen. Allerdings schränken Kontraindikationen und Nebenwirkungen diese Therapieformen ein. Die Überlegung, hydrolytische Enzyme auf die Gefäße wirken zu lassen, bietet sich also an.

Zum besseren Verständnis der Abläufe von Gefäßerkrankungen soll hier sehr vereinfacht beschrieben werden, wie der Kreislauf und das arterielle und venöse Geschehen funktionieren.

Aufbau und Funktion der Gefäße

Für seine adäquate Versorgung benötigt der Organismus eine ausreichende Durchblutung. Verantwortlich dafür sind Herz und Gefäße, ein in sich geschlossenes System. Die „Pumpstation“ Herz pumpt stoßweise die Blutflüssigkeit durch die Schlagadern in alle Körperteile: zunächst in die Hauptbahnen, die großen Arterien. Sie führen in den Kopf, durch den Leib, in die Arme und Beine. Von ihnen zweigen kleinere Arterien, von diesen Arteriolen und von ihnen wiederum Haargefäße (Kapillaren) ab. Durch die Wände der Kapillaren findet der Austausch zwischen Blut und Gewebe statt: Das Arterienblut gibt an die lymphatischen Gewebe des Körpers Sauerstoff und Nährstoffe für die Zellen ab und nimmt Kohlendioxyd und Stoffwechselabfälle auf.

Zurück über das Lymphgewebe, die venösen Kapillaren und in immer größere Venen fließt das „beladene" Blut zum rechten Vorhof des Herzens. Der „große Kreislauf" ist geschlossen, das Blut wieder in seiner Pumpstation. Nun muss es aber mit Sauerstoff frisch angereichert werden: Das sauerstoffarme verbrauchte Blut wird über den „kleinen Kreislauf" vom Herz in die Lunge geleitet, dort mit Sauerstoff versorgt, um dann zurück zum Herzen in die linke Herzkammer zu gelangen. Die pumpt das „frische" Blut erneut in die Schlagadern.

Gesunde Arterien sind elastisch und passen sich wie ein Wasserschlauch den wechselnden Druckverhältnissen der vier bis sechs durch den Körper strömenden Liter Blut an. Arterielle und venöse Gefäße haben einen ähnlichen Wandaufbau. Sie bestehen aus der Innenwand (Endothel), einer Mittelschicht mit Muskulatur und Bindegewebe und einer Außenwand aus Bindegewebe. Da die Arterien den durch das Pumpen des Herzens entstandenen Druck auffangen, das Blut mittels ihrer Muskelschicht regulieren und weiterleiten müssen, sind sie kräftiger und elastischer. Die Venen sind etwas starrer, ihre Wände relativ dünn und kaum durch Muskeln verstärkt. Einen Rückfluss des Blutes verhindern ihre Venenklappen. Sie wirken wie Klappventile und lassen das venöse Blut nur in Richtung Herz passieren.

Die Arterien werden von außen durch spezielle Gefäße, die bis in die Mitte der Arterienwände reichen, und von innen aus dem durchfließenden Blut versorgt. Das Endothel lässt normalerweise nur gelöste Bestandteile aus dem Blut zur Ernährung an die anderen Schichten durch. Ist es jedoch beschädigt, beispielsweise durch eine Entzündung, können Blutplasma, Fettstoffe und Eiweißkörper ungefiltert bis zu den Muskel- und Bindegewebszellen der Arterienrohre gelangen. Es bilden sich Herde (Atherome oder Plaques), die sich durch Ablagerungen an den Innenwänden der Arterien immer mehr verdicken und die Versorgung der Arterienwände und den Abtransport von Stoffwechselprodukten behindern. Die Arterienwände verlieren an Elastizität, gleichzeitig verengen die Plaques an den Wänden zunehmend den Durchfluss für das arterielle Blut. Überall dort, wo sich das Strömungsverhalten ändert, besteht eine erhöhte Gerinnungsbereitschaft des Blutes. Typische Folge kön-

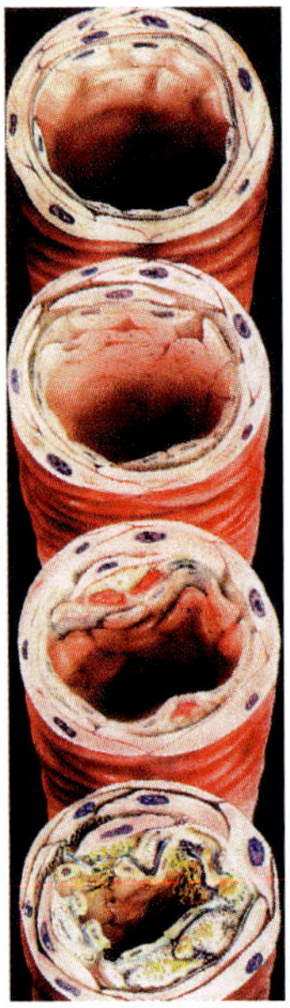

Die Stadien des Umbaus der Arterienwand (von oben nach unten): 1. Gesunde Arterienwand, 2. Gefäßläsion und Entzündung, 3. Aufquellung der Muskelwand, 4. arterielle Ablagerung. Ein kleines Gerinnsel reicht aus, das Gefäß an der Engstelle vollständig zu verschließen.

nen Thrombosen, (Blutgerinnsel) sein. Besonders gefährlich wird es, wenn sich die fibröse Kappe eines Plaques löst. Das kann rasch zum Infarkt oder zur Embolie führen. Mit zunehmendem Alter verlieren alle Gefäßwände sowieso etwas an Elastizität und werden härter, auch lagern sich immer mehr kalkhaltige organische Substanzen ab, vor allem überschüssiges Cholesterin. Das heißt, dass der Transport von arteriellem Blut wie auch der Abtransport von Stoffwechselprodukten beim älteren Menschen etwas langsamer verläuft. Der Unterschied zur Arteriosklerose ist aber, dass sich bei ihr nur an bestimmten Stellen Plaques anlagern, während sich die durch den Alterungsprozess bedingten „Anlagerungen“ ziemlich gleichmäßig mehr oder weniger rasch auf sämtliche Arterien verteilen.

So helfen Enzyme bei Arteriosklerose

Enzyme hemmen jedoch die Gerinnungsneigung des Blutes beziehungsweise eine Thrombozyten- und Erythrozytenaggregation und sie verbessern seine Fließeigenschaften.

Enzyme lösen fälschlicherweise entstandene Mini-Gerinnsel zügig wieder auf. Nachweislich können Enzyme noch etwas: Die Cholesterinwerte, einen der wichtigsten Mitverursacher der Arteriosklerose, verbessern. Denn überschüssiges Cholesterin lagert sich ebenfalls an den Plaques ab.

Hydrolytische Enzymgemische, so hat man herausgefunden, senken sowohl den LDL-Cholesterin- als auch den gefährlichen Triglyceridspiegel. Und was noch besser ist: Sie senken, vorausgesetzt man nimmt sie täglich und über einen längeren Zeitraum, das (schlechte) LDL und sie erhöhen das „gute Cholesterin“ HDL. Denn bei Gesamt-Cholesterinwerten zwischen 200 mg/dl und 260 mg/dl verdoppelt sich bereits das Risiko eines Herzinfarktes. Das sollte einem doch zu denken geben.

Vor einer Arteriosklerose könnte man sich relativ gut schützen: vernünftige Mischkost, sparsam mit (tierischen) Fetten umgehen, um zu viel gefäßschädigendem LDL-Cholesterin vorzubeugen; Übergewicht abbauen und auch das Rauchen einstellen. Letzteres schadet den Gefäßen. Dazu möglichst viel körperliche Aktivität, die nicht unbedingt aus Sport bestehen muss: Wandern, Schwimmen, Treppenlaufen statt Lift, Einkaufengehen statt -fahren und vieles mehr mobilisieren Kreislauf, Herz und Gefäße.

Enzyme – Hilfe ohne Nebenwirkungen bei Venenleiden

Das Malheur nahm seinen Anfang, als der Mensch sich auf „die Hinterbeine stellte". Bei jedem Schritt in aufrechter Haltung muss nämlich das Blut aus den Beinen entgegen der Schwerkraft in Richtung Herz gepumpt werden. Und das über etwa 150.000 Kilometer, sozusagen viermal rund um die Erde. Dies ist etwa die Strecke, die ein Mensch während seines Lebens läuft und auf der die Beine sein Körpergewicht tragen müssen. Wen wundert, dass dann bereits geringe Reizungen der Venenwand erhebliche Schmerzen und Schwellungszustände verursachen. Das kann auch dort passieren, wo das Blut wegen Bewegungsmangel „versackt", in den großen Beinvenen. Entzündet sich so eine Irritation, spricht man von einer Thrombophlebitis. Sie ist sozusagen die „kleine Schwester" der Thrombose, des Blutgerinnsels.

Rund zwanzig Millionen Bundesbürger – vermutlich ist die Dunkelziffer noch wesentlich höher – leiden unter einer venösen Insuffizienz, rund fünf Millionen an schweren chronischen Venenerkrankungen und über eine Million unter offenen Beinen (Ulcus cruris). Venöse Beinleiden sind schon in Form von Varizen (Besenreiser) mehr als nur ein Schönheitsfehler. Helfen, sowohl prophylaktisch wie auch therapeutisch, können hydrolytische Enzyme.

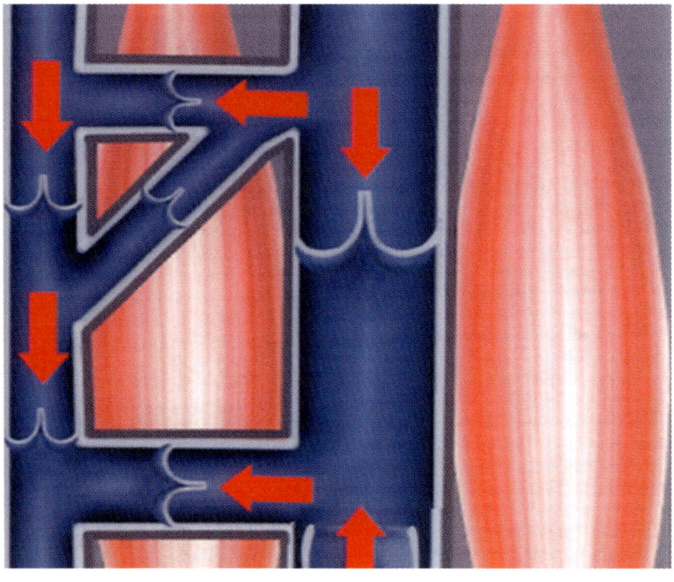

Die Muskulatur ist entspannt und es herrscht nur geringer Druck im Venensystem. Alle Klappen sind geschlossen, um den Rückstrom des Blutes in das Bein zu verhindern. Nur unten rechts ist noch eine Klappe offen. Durch sie strömt Blut nach oben, das von der weiter unten liegenden Muskulatur nach oben gepresst wird.

Kleinere Varizen sind zugegebenermaßen noch nichts Gefährliches, aber sie sehen nicht besonders schön aus – und sie signalisieren künftige Krampfadern. Bei einer Thrombophlebitis sind dann bereits die Innenwände der Venen verletzt, es bilden sich kleine Blutpfropfen (Thromben). Verschließt ein Thrombus teilweise oder völlig die Vene, fehlen dem Organismus wichtige Kompensationsmöglickeiten. Außerdem ist die Gefahr, dass sich so ein Blutpfropfen losreißt und ein Gefäß im Herzmuskel oder beispielsweise in der Lunge verstopft, ziemlich groß. An Lungenembolie sterben bei uns etwa 25.000 Menschen pro Jahr. In 90 % der Fälle führen Thrombosen zu Spätschäden. Eine mögliche Folge der tiefen Beinvenenthrombose ist das postthrombotische Syndrom. Typisches Kennzeichen einer Abflussstörung beim postthrombotischen Syndrom ist das venöse Ödem.

Venenentzündungen stellen sich auch häufig nach Operationen ein, weil das Blut im Moment der Wundheilung wegen der besseren Gerinnungsfähigkeit biochemisch – das heißt enzymatisch – verändert ist. Aus diesem Grund gibt man dem Patienten bereits vor der Operation thrombolytische Medikamente (z. B. Heparine). Gleichzeitig sorgt man dafür, dass er sich nach der Operation so bald wie möglich wieder bewegt, damit das Blut in Fluss kommt und sich nirgendwo ein Stau bildet.

Vor der Engstelle durch den Thrombus ist die Vene einem erheblichen Druck ausgesetzt: Plasmawasser, wichtige Eiweißkörper und Erythrozyten werden aus dem Gefäß in die Umgebung gepresst. Es bildet sich ein Ödem.

Präparate, die dem Körper Wasser entziehen, wie beispielsweise Diuretika oder andere harntreibende Mittel, können weder die abnorme Durchlässigkeit des Gefäßes verändern noch die Eiweißmoleküle halten. Hinzu kommen die Schmerzen. Jemand mit einer chronisch-venösen Insuffizienz leidet unter teils bohrenden, teils brennenden Schmerzen, und zwar hauptsächlich nachts. Wechselweise sind seine Beine sehr heiß oder sehr kalt. Tagsüber kann er nicht mehr lange auf den Beinen bleiben, weil sie viel zu rasch ermüden, die Knöchel anschwellen und sich die prall gefüllten Venen durch die Haut pressen. Krampfadern sehen nicht nur hässlich aus, die mangelhafte Durchblutung behindert immer mehr im Stehen, Sitzen und Gehen.

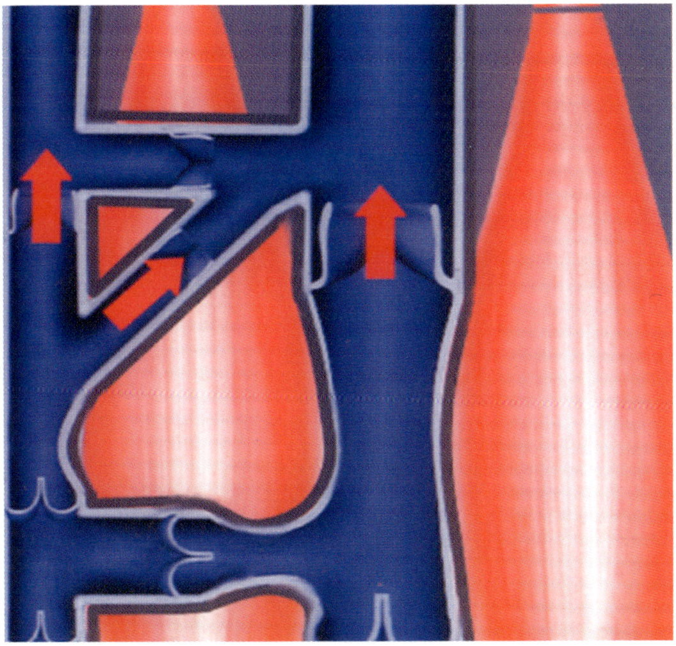

Die Muskulatur um die Gefäße kontrahiert sich, der Druck in den Venen steigt an. Das Blut kann durch die geschlossenen Klappen nicht zurück, sondern muss nach oben (herzwärts) strömen.

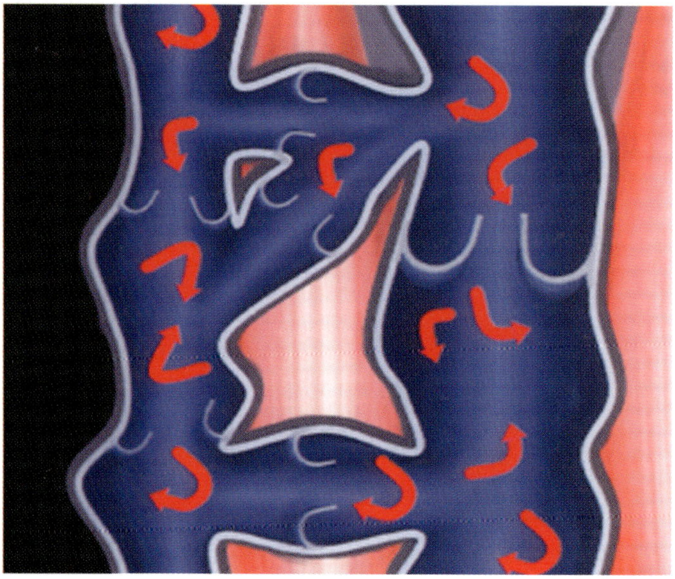

Die Venenwände sind geschädigt und schlaff. Die Klappen schließen nicht mehr. Der Blutstrom zum Herzen ist gestört. Teilweise kommt es zum Rückstrom und teilweise steht das Blut. Der lokale Druck im Gefäß und Gewebe steigt an. Die Gefahr der Thrombenbildung entsteht.

Dass in so einem Fall das Übergewicht reduziert, das Rauchen eingestellt und bestimmte Bewegungsübungen durchgeführt werden sollten, ist selbstverständlich. Die Beine müssen so oft wie möglich hochgelegt und abwechselnd mit warmen und kalten Wassergüssen behandelt werden. Stützstrümpfe machen Druck von außen und unterstützen den Rückfluss des venösen Blutes. Leider scheitert diese Form der Kompressionsbehandlung oft daran, dass diese Strümpfe jucken, kneifen oder spannen und außerdem nicht besonders elegant aussehen, obwohl Qualität und Aussehen in den letzten Jahren erheblich verbessert wurden. Gleichzeitig ist eine medikamentöse Hilfe sinnvoll. Enzympräparate verbessern die Fließfähigkeit des Blutes, fördern die Auflösung von Gerinnseln und lassen Entzündungen besser ausheilen. Sie zersetzen Eiweißkörper, die ins Gewebe ausgewandert sind, und wirken so entwässernd und abschwellend. Meist bessern sich die Beschwerden bereits nach vier Wochen. Besonders Enzymgemische aus Bromelain, Trypsin und Papain sowie dem gefäßabdichtenden Rutin können gerade bei venösen Beinleiden auf die „Schwachstellen“ erfolgreich einwirken. Erfahrungsgemäß kann nach 7–14 Tagen eine Erhöhung der Durchblutung in den betroffenen Gebieten gemessen werden. Durch die Normalisierung des Venendrucks lassen auch die Schmerzen nach.

Die Schwangerschaftsvarikose

30 % der Erstgebärenden und 60 % der Frauen mit mehreren Kindern bekommen im Verlauf der Schwangerschaft venöse Veränderungen und funktionelle Störungen in den Beinen wie Ödeme, Schweregefühl, Krämpfe und Schmerzen. Außerdem entstehen häufig bereits im ersten Trimenon plötzlich Varizen.

Der Grund dafür ist die besondere hämodynamische Situation während der Schwangerschaft: Die venöse Zirkulation ist verlangsamt, so dass es durch die

Östrogene zu einer Erhöhung der kapillaren Durchlässigkeit und dadurch zu einem erhöhten Druck der Venen kommt. Das hormonelle Ungleichgewicht zwischen Östrogenen und Progesteron (Gelbkörperhormon), so erklärt *Dr. Dagmar Berg*, Blaustein, „verursacht eine verminderte Wandspannung der Venen, indem Veränderungen an der glatten Muskulatur hervorgerufen werden“.

Während der Schwangerschaft staut sich im Körper leichter Wasser als sonst, was sich ebenfalls auf das Venensystem auswirkt. Ein weiterer Faktor: Das Blutvolumen nimmt zu. Gegen Ende der Schwangerschaft drückt auch noch die schwere Gebärmutter auf die von den Beinen kommenden Venen.

Hier kann bereits während der Schwangerschaft eine Enzymtherapie, die für Mutter und Kind völlig risikolos ist, Abhilfe schaffen: Sie lässt die Ödeme abschwellen, beeinflusst positiv die Mikrozirkulation und die Durchblutung im Bereich der Kapillaren und beseitigt den Sauerstoffmangel im Gewebe. Gegen das störende Anschwellen der Beine schaffen die Enzyme relativ schnell und risikolos Abhilfe. Eine Enzymtherapie kann auch während der

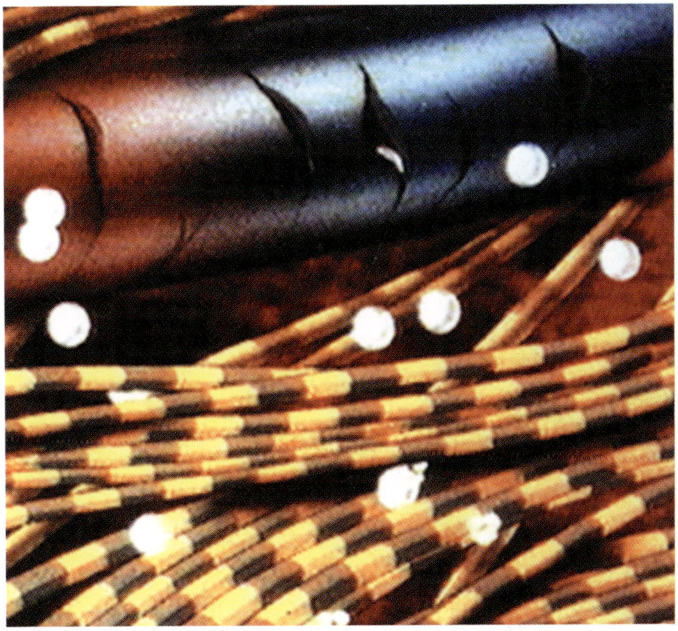

Durch den Druckanstieg werden die Gefäßwände undicht. Eiweiß aus dem Blut und Blutzellen treten aus dem porösen Gefäß (oben) in das Gewebe. Die Eiweißmoleküle ziehen Wasser nach und führen zum Ödem.

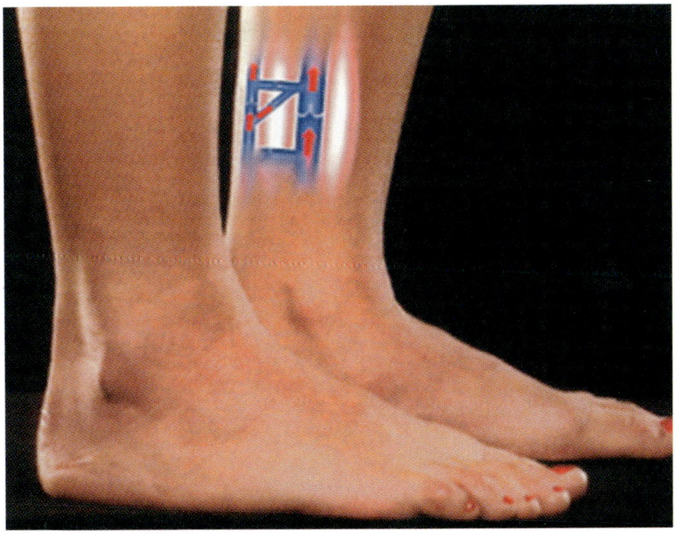

Das tiefe und das oberflächliche Venensystem sorgen für den Rücktransport des Blutes zum Herzen.

Schwangerschaft über einen längeren Zeitraum durchgeführt werden, am besten zusammen mit den Präventivmaßnahmen für Venenpatientinnen: regelmäßiges Hochlagern der Beine, täglich kalte Güsse und das Tragen einer Schwangerschaftskompressionsstrumpfhose.

Nach der Entbindung ist mit Hilfe von Enzymen eine Rückbildung der Venopathie möglich.

Doch nicht nur Schwangere und Menschen mit Venenproblemen profitieren von Enzymen: Wer länger als fünf Stunden stillsitzt, erhöht sein Thromboserisiko um das Vierfache. Enzyme vermindern das Risiko einer Reisethrombose bei längern Flügen oder Busfahrten.

Enzyme als AntiAging-Therapie?

Die Menschen in den Industrieländern werden immer älter. Der Anteil der über 80-Jährigen dürfte in den nächsten zehn Jahren in Europa und in den USA der am schnellsten wachsende Teil der Bevölkerung sein. Aus diesen Erkenntnissen resultiert das zunehmende medizinische Interesse an geriatrischen Problemen, an den altersbedingten Veränderungen des menschlichen Hormon- und Immunsystems, der Trend zur so genannten AntiAging-Medizin. Die meisten Krebserkrankungen treten beim älteren Menschen auf; Arteriosklerose (Sklerose = Verhärtung), koronare Herzerkrankungen (KHK), Fibrosen (Anlagerung von Bindegewebe in Organen und Geweben) der Lunge, Leber und Nieren sind keine Krankheiten junger Leute. Nahezu alle chronischen Erkrankungen entwickeln sich ab den mittleren Jahren, meist infolge des Nachlassens bestimmter Funktionen im Organismus. Man weiß, dass das Sinken oder die komplette Einstellung der Produktion bestimmter Hormone negative Effekte auf das Altern hat. Umgekehrt verläuft der Alterungsprozess nahezu parallel zum Abfall diverser Hormonspiegel wie beispielsweise dem von Östrogenen, Testosteron, Melatonin oder Wachstumshormon (GH = Growth Hormone). Gleichzeitig steigt beim älter werdenden Menschen die Produktion bestimmter Zytokine (Zellbotenstoffe wie zum Beispiel Interleukine, Tumor-Nekrose-Faktor = TNF, Interferone), die bei der Regelung immunologischer Reaktionen eine wichtige Rolle spielen; ebenso auch die Produktion bestimmter Gegenspieler (Antagonisten). Zellbotenstoffe stellen das Bindeglied zwischen immunspezifischen Reaktionen und Gewebs- und Organregeneration dar. Sie sorgen dafür, dass sich die Zellen des Immunsystems vermehren, sollte dies erforderlich sein, und dass sie an bestimmte Orte gelangen, um dort eine Immunreaktion einzuleiten. Zur Organisation und Aufrechterhaltung der zellulären und humoralen Immunität kooperieren die Immunzellen untereinander sowie mit Antikörpern und Zytokinen. Nur wenn dieses Zusammenspiel

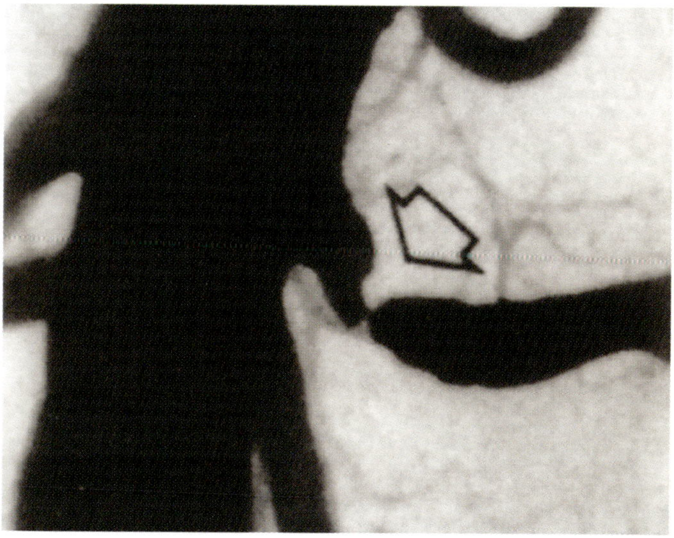

Das Röntgenbild zeigt eine Engstelle (Stenose) der Nierenarterie.

funktioniert, ist der Organismus gesund. Zytokine wirken über kurze Distanz lokal im Gewebe (und unterscheiden sich dadurch von Hormonen). Verteilen sie sich jedoch aus irgendwelchen Gründen im übrigen Organismus, sind sie oft für Krankheiten verantwortlich, wobei es fast unmöglich ist, einem Zytokin eine einzelne, ganz bestimmte Wirkung zuzuschreiben. Die erforderliche Reaktion wird erst durch das Zusammenspiel verschiedener Zytokine mit den entsprechenden Rezeptoren der Zelloberflächen festgelegt. Nun geht der Alterungsprozess nicht nur mit dem Nachlassen bestimmter Hormone einher, sondern auch mit einer Überproduktion bestimmter Zytokine bzw. ihrer Antagonisten. Das heißt, von bestimmten Sorten Zytokinen sollten mehr, von anderen weniger produziert werden; dasselbe gilt für ihre Antagonisten.

Welche Rolle spielen die Enzyme? Die Enzymforschung ist noch lange nicht am Ende, im Gegenteil, man könnte sagen, sie steht noch in den Startlöchern. Sicher ist, dass in Zukunft bei immer mehr Erkrankungen, die mit Viren und Krebszellen verbunden sind, verstärkt Enzyme eingesetzt werden. Ein typisches Beispiel dafür ist die Down-Modulation von TGF-β durch Enzyme. Der Transforming Growth Factor β ist ebenso wie Zytokine am Ablauf der Wundheilung beteiligt. Bei andauerndem Einfluss von Schadstoffen (Noxen), wie sie Menschen im Laufe der Jahre oft ausgesetzt sind, kommt es zu einer für den Organismus nicht mehr kontrollierbaren Überproduktion von TGF-β, was zu einer Fibrosierung des Gewebes führt, zum Tumorwachstum, zu einer Unterdrückung des Immunsystems und zu Metastasierungsprozessen. Eine systemische Enzymtherapie verringert die Immunsuppression, reduziert das Tumorwachstum, indem es die Aktivität der Makrophagen erhöht, hemmt die Metastasenbildung durch die Reduzierung von Zytokinen und reduziert die Fibrosierung.

Nur für Frauen: Enzyme lösen Verknotungen in der Brust

Jede Frau, die Knoten in ihrer Brust ertastet, ist beunruhigt. Doch nicht immer müssen Knoten und knotige Veränderungen im Drüsengewebe der Brust bösartig (maligne) sein. Eine Mastopathie ist zwar belastend und ziemlich schmerzhaft, aber normalerweise gutartig. Nur bei etwa 5 % aller Mastopathieformen – man unterscheidet drei Schweregrade – kommt es zu bösartigen Entartungen.

An einer Mastopathia cystica fibrosa (MCF oder fibrocystic breast disease = FBD) leiden im Laufe ihres Lebens etwa 50 % aller Frauen im geschlechtsreifen Alter, und zwar meistens zwischen dem dreißigsten und fünfzigsten Lebensjahr. Es handelt sich hier nicht um eine Entzündung, sondern um Umbauprozesse und gutartige Wucherungen (Fibrose) des Brustgewebes, die sich im Verlauf mehrerer Monate bis Jahre in meist beiden Brüsten entwickeln und zu Knoten verhärten. Weshalb sich das Brustdrüsengewebe verändert, weiß man nicht genau. Die Ursache ist vermutlich ein Ungleichgewicht zwischen den Sexualhormonen Östrogen und Progesteron (Gelbkörperhormon). Zudem stellte man fest, dass der Prolaktinspiegel (Hormon, das die Milchbildung der Brustdrüsen reguliert) bei Frauen mit Mastopathie oft chronisch erhöht ist. Man vermutet außerdem eine Überproduktion des TGF-β, was eine Fibrosierung und Sklerosierung zur Folge hat. Schwellungen, Spannungsgefühl und Druckschmerzen – viele Frauen klagen aber auch über Ziehen und/oder Stechen bis in die Achselregion – und die Mastopathie bereiten fast allen Frauen schwere psychische Probleme.

Größe wie auch Zahl der Verhärtungen und zystischen Gebilde kann der Arzt bei einer Untersuchung mit den Fingern (Palpation) tasten: Die Knoten fühlen sich weich, manchmal auch hart und/oder körnig an. Mit einer Sonographie (Ultraschall) lässt sich bedingt, mit einer Mammographie jedoch fast hundertprozentig feststellen, ob es sich ausschließlich um gutartige Knoten handelt. Eine zuverlässige und wirksame Behandlungsmethode gibt es für die Mastopathie bisher nicht, doch eine Therapie ist unbedingt erforderlich – schon wegen der Schmerzen. Die Therapien reichen von Hormonsalben an den betroffenen Stellen über Gaben von Progesteron oder gestagenbetonten Ovulationshemmern („Pillen") bis zu Dopamin-Agonisten und aromatisierten Androgenen.

Dr. Wolfgang Scheef von der Robert-Janker-Klinik in Bonn stellte bereits vor Jahren fest, dass proteolytische Enzyme und Vitamin E zur Rückbildung gutartiger Bindegewebstumoren (Fibrome) und sogar von Brustkrebs führen können. So lag es nahe, dass er diese Therapie auch bei Frauen mit einer MCF einsetzte.

Studie

In einem Zeitraum von fünf Jahren führte er eine prospektiv angelegte Studie mit 247 Patientinnen durch. 124 Frauen nahmen täglich 2 x 10 Dragees mit einem Enzymgemisch ein, der zweiten Gruppe (123 Frauen) verordnete Scheef noch zusätzlich täglich 1000 mg α-Tocopherol (Vitamin E). Sechs Wochen später waren 80 (65%) der Patientinnen aus der Enzymgruppe beschwerdefrei. Per Ultraschalluntersuchung ließen sich die fibrozystischen Veränderungen nicht mehr feststellen. Bei der Gruppe mit der kombinierten Therapie Enzymgemisch plus Vitamin E lag der Anteil der beschwerdefreien Patientinnen sogar bei 85 %. Übereinstimmend sagten die Patientinnen, dass die Schmerzen bereits wesentlich früher nachgelassen hätten.

Einige Patientinnen bekamen innerhalb von einem bis sechs Monaten Rezidive (Wiederauftreten). Bei einem neuerlichen Einsatz von Enzymen verschwanden auch diese.

Noch bessere Ergebnisse – bis über 90 % – erzielte der Gynäkologe Prof. Friedrich-Wilhelm Dittmar, Starnberg, beim Einsatz der Systemischen Enzymtherapie plus Vitamin E plus Vitamin A (10.000 I.E.)

Zum Schluss der Entschluss: Enzyme, Enzyme, Enzyme ...

Enzyme sind Biokatalysatoren. Sie setzen biochemische Reaktionen im Organismus in Gang oder beschleunigen sie. Sie beheben Störungen im Immunsystem und hemmen die Komplementaktivierung. Sie verbessern die Durchblutung und Nährstoffversorgung. Sie unterdrücken es nicht, sondern sie bauen das Immunsystem (wieder) auf. Sie verhindern überschießende Reaktionen und das Risiko der Chronifizierung. Mit proteolytischen Enzymen kann man in das Kommunikationssystem der Zytokine eingreifen, vor allem aber ein außer Kontrolle geratenes Zusammenspiel der Zellbotenstoffe regulieren wie auch eine Überproduktion von TGF-β. Enzyme hemmen die Bildung von Metastasen durch Reduzierung von Zytokinen. Enzyme sind eine erfolgversprechende, nebenwirkungsfreie, wirtschaftlich vernünftige und einfach anwendbare Strategie, welche die Entstehung von Fibrosen hinauszögert und ihr Fortschreiten verlangsamt.

Enzyme sind die natürlichsten AntiAging-Präparate

Damit steht eigentlich fest, dass Enzyme die natürlichsten AntiAging-Präparate sind, die es gibt. Sie ersetzen aber nicht einen Mangel bestimmter Hormone. Enzyme sind jedoch keine Wundermittel, sondern alt bekannte und bewährte Therapeutika mit einem ungeheuer breiten Einsatzbereich. Inzwischen weiß man zwar viel über sie, aber noch längst nicht alles. Sicher ist, dass sich hydrolytische bzw. proteolytische Enzyme einzeln oder in Kombination gezielt gegen eine Vielzahl von Problemen, aber auch prophylaktisch einsetzen lassen.

Die erste Indikation für den erfolgreichen Einsatz von proteolytischen Enzymen waren akute und chronische Entzündungsprozesse. Von hier war es nur ein kleiner Schritt zur Behandlung von Entzündungen, die nach Operationen und Traumen entstehen können und eine Heilung unnötig hinauszögern. Heute sind Enzyme in der Sportmedizin ein unverzichtbarer Bestandteil der Therapie, bei professionellen Spielern sogar ein wichtiger Bestandteil der Prophylaxe. Denn es hat sich gezeigt, dass Trainings- und damit Spielausfallzeiten erheblich kürzer sind, wenn Enzyme bereits vorsorglich eingenommen werden.

Prof. Max Wolf ist es zu verdanken, dass die proteolytischen Enzyme auch in der Onkologie einen wichtigen Platz einnehmen. Er erkannte, dass sie nicht nur die Metastasierung von Tumoren verhindern, sondern auch das Wachstum des Haupttumors (Primärtumors) verlangsamen können. Diese Effekte werden durch eine gezielte Immunmodulation erreicht, welche die körpereigenen Abwehrkräfte mobilisiert.

Neue Dimensionen nahm die Systemische Enzymtherapie an, als man herausfand, dass die verwendeten Enzyme pathologische Immunkomplexe spalten und damit eine überschießende Komplementaktivierung aufhalten können. Neben den vielversprechenden Ansätzen in der Therapie der Multiplen Sklerose ist die Behandlung von Autoimmunerkrankungen wie der rheumatoiden Arthritis mit proteolytischen Enzymen auf dem Vormarsch. Zur Zeit erforscht wird ein Einsatz von Enzymen, um den entzündlichen Prozess hinauszuschieben, der die B-Zellen der Langerhansschen Inselzellen in der Bauchspeicheldrüse zerstört. Damit könnte man den Ausbruch eines Typ-1-Diabetes verzögern.

Normalerweise haben Enzyme, eine natürliche Substanz, keine Nebenwirkungen. In ganz seltenen Fällen treten leichte Hautrötungen auf, die aber nach Absetzen der Enzyme sofort wieder abklingen. Man sollte allerdings einige Eigenschaften der Enzyme bei einer Therapie einkalkulieren: Vor allem die Enzyme Bromelain, Trypsin und Chymotrypsin besitzen einen gewissen Vehikeleffekt für antibiotisch oder chemotherapeutisch wirksame Medikamente (Antibiotika und Zytostatika). Sie steigern die Resorption für Antibiotika und erfüllen eine Art Vehikelfunktion für Chemotherapeutika. Manche Wirkstoffe werden durch die Enzyme schneller an die Orte im Organismus transportiert, die aufgrund eines gestörten Gewebemilieus – verringerte Durchblutung, Fibrin- und Prostaglandinabgrenzung, Stoffwechselreste – nur schwer erreichbar sind. Das bedeutet: Hier und ebenso bei bakteriellen Entzündungen wie Sinusitis, Bronchitis (oder – wichtig für den Mann – Prostatitis) wird bei der Kombination von Antibiotika und Enzymen eine bessere Wirkung erzielt. Das heißt aber auch, dass die Einnahmezeit von Antibiotika verkürzt oder die Dosierung gegebenenfalls etwas reduziert werden kann, was zudem die Nebenwirkungen verringert.

Enzyme bewirken eine bessere Verträglichkeit der Chemotherapie

Dasselbe gilt beim Einsatz von Enzymen als Unterstützung bei einer Chemo- oder Strahlentherapie. Die Chemotherapie wird vom Patienten besser vertragen und der Strahlenkater bleibt aus. Bei Erkrankungen wie der Mastopathie sind Enzyme das einzige wirksame Heilmittel.

Es hat sich herausgestellt, dass Enzyme als Therapie umso besser wirken, je früher sie eingenommen werden. In vielen Fällen empfiehlt sich sogar eine Prophylaxe mit Enzymen.

Allerdings sollten Enzyme niemals zu den Mahlzeiten eingenommen werden, auch nicht kurz davor oder danach. Ihre Einnahme spätestens eine halbe Stunde vor dem Essen oder frühestens eineinhalb Stunden danach lassen ihre Wirkung voll zur Geltung kommen. Werden Enzyme mit viel Flüssigkeit eingenommen, kommt es weder zu Völlegefühl, noch zu Blähungen, noch zu weichem Stuhlgang. Solche unerwünschten Begleiteffekte gehen übrigens nach den ersten Einnahmetagen ganz von selbst zurück.

Hydrolytische Enzyme bestehen aus relativ großen Molekülen, das heißt, manche Dragees oder Tabletten müssen in akuten Fällen oder bei einer Stoßtherapie in großer Zahl eingenommen werden. Wer sich nicht in der Lage fühlt, beispielsweise dreißig Dragees einzunehmen, kann auf ein Granulat ausweichen. Ein Messbecher Granulat entspricht zehn Dragees. Das Granulat lässt sich beispielsweise in Joghurt einrühren.

Warum die Chance nicht nützen und von vornherein das Immunsystem durch Enzyme stärken? Warum erst krank werden? Hat einen jedoch ein Virus erwischt, warum nicht auf möglichst natürliche – und in diesem Fall einzige – Weise Abhilfe schaffen? Glücklicherweise entwickelte die Wissenschaft gegen viele Krankheiten wirkungsvolle Medikamente und Therapien. Doch bekanntlich hat jedes effiziente Medikament Nebenwirkungen. Warum also diese nicht mit Hilfe von Enzymen reduzieren und gleichzeitig seine Wirksamkeit durch Enzyme erhöhen?

Enzyme sind in der Apotheke erhältlich, auch ohne Rezept. Sie sind nicht ganz billig. Aber sind sie Wohlbefinden und die Gesundheit nicht wert? Sie geben dem Leben möglicherweise mehr Jahre, sicherlich aber den Jahren mehr Leben!

Weiterführende Literatur

Helga Vollmer, *Hormone und was Frauen darüber wissen müssen*, Überreuter 1998
–, *Unser Kind hat Diabetes*, Ehrenwirth 2002
–, *Mann, bist Du fit*, Kilian 2001
–, *Herzinfarkt und Schlaganfall*, Ehrenwirth 1999
–, *Der weibliche Infarkt, Risikofaktor Nr. 1*, Ullstein Berlin 1998
–, *Arteriosklerose, Ehrenwirth*, 2. Aufl. 1955
–, *77 Tipps für gesunde und schöne Beine*, TRIAS 2002

UNSER LESER-SERVICE FÜR SIE

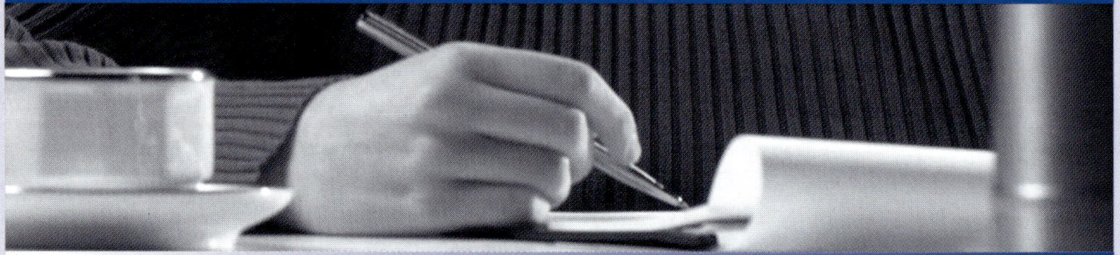

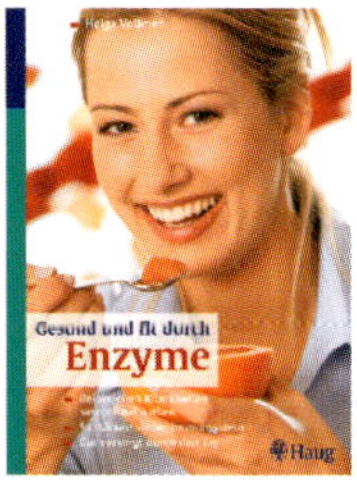

Liebe Leserin, lieber Leser,

wir freuen uns, dass wir Ihnen mit diesem Buch weiterhelfen konnten. Fragen zum Inhalt dieses Buches leiten wir gern an die Autorin oder den Autor weiter.

Auch Anregungen und Fragen zu unserem Programm wie auch Ihre Kritik sind uns herzlich willkommen!

Denn: **Ihre Meinung zählt.**
Deshalb zögern Sie nicht – schreiben Sie uns!

Ihre

Dr. Elvira Weißmann-Orzlowski

- Adresse: Lektorat Haug Verlag
  Postfach 30 05 04
  70445 Stuttgart
- E-Mail
  Leserservice: heike.bacher@medizinverlage.de
- Fax: 0711-8931-748